AF363505

ELEMENS

DE

MYOLOGIE

ET DE

SYNDESMOLOGIE

PAR

THOMAS LAUTH

SECOND VOLUME.

A BALE
chez J. DEKER, Libraire.
A PARIS
Chez AMAND KOENIG, libraire, quai des Augustins, n. 18.
Et à STRASBOURG,
Chez le même, rue du Dôme, n. 26. et chez ANDRÉ ULRICH,
Imprimeur, rue dite Salzmannsgass, n. 6.

VI.ᵉ année de la République. 1798.

NEUVIÈME LEÇON.

LIGAMENS DU TRONC.

§. 438.

LES ligamens qui appartiennent au tronc, se trouvent :

1. Entre la tête et le tronc, §. 439.
2. Aux vertèbres. §. 463.
3. Entre les vertèbres et les côtes. §. 485.
4. Au bassin.

Les trois premières classes seront expliquées dans cette leçon, la quatrième se trouvera avec les muscles des extrémités inférieures.

SECTION I.

LIGAMENS ENTRE LA TÊTE ET LE TRONC.

§. 439.

PRÉPARATION. La tête repose sur la première vertèbre, à laquelle elle est fixée par quelques ligamens, de manière que la tête peut être inclinée sur la vertèbre. Mais la grande mobilité, qui existe entre la tête et le tronc, ou sa rotation, est due au mouvement entre la première et la seconde vertèbre, en vertu d'un arrangement particulier de ligamens.

Pour découvrir ces ligamens profondément cachés, il faut séparer la tête du tronc, en coupant entre la troisième et quatrième vertèbre du cou, et emporter la majeure partie de la tête elle - même ; c'est-à-dire, on scie la tête à un poucede distance du grand trou occipital, devant, derrière et aux deux côtés de ce trou, pour qu'il ne reste de la tête entière que la partie profonde et occipitale. voisine du trou. On sépare ensuite tous les muscles, situés entre la tête et les vertèbres, afin de mettre les ligamens à nud.

§. 440.

DIVISION. Ces ligamens sont:

1. entre la tête et la première vertèbre.

   I. Le ligament de l'articulation. §. 441.

   II. La membrane de l'arc antérieur. §. 443.

   III. La membrane de l'arc postérieur. §. 446.

2. entre la tête et les trois premières vertèbres du cou.

   IV. L'appareil ligamenteux. §. 447.

3. Ligamens de la première vertèbre.

   V. Le L. propre de la première vertèbre. §. 450.

   VI. Ligamens entre la première et seconde vertèbre. §. 452.

4. Ligamens de la seconde vertèbre.

   VII. Le ligament croisé de la dent. §. 453.

VIII. Les ligamens latéraux de la dent. §. 456.

Les ligamens et le mouvement de la tête, ont été décrits en particulier par EUSTACHIUS (r) et MAUCHART (s).

I. LE LIGAMENT DE L'ARTICULATION.

§. 441.

SYNONYMES. Ligamentum primam vertebram capiti committens, VESAL. de C. H. F. L. II. c. 30. p. 230. fig. E. E. *Ligamens capsulaires des condyles*, WINSLOW, Tr. des os fr. §. 358. *Ligamenta articulationum*, WEITBRECHT, Synd. p. 83. Tab. IX. fig. 33. *Atlantis lig. articulare superius*, MAUCHART, Diss. §. 12. LODER, Tab. XVII. fig. 1. n. 13.

§. 442.

ATTACHES. L'articulation de la tête avec le tronc, formée par les deux condyles de l'os occipital, qui reposent sur les cavités condyloïdiennes de l'atlas, est entourée de chaque côté par un ligament capsulaire. Chacune des deux capsules est attachée au bord de la cavité condyloïdienne, elle contient la totalité du condyle, et se termine à sa racine. Sa membrane est plus mince vers le grand trou occipital, et plus forte vers le dehors. Son sac renferme un appareil synovial.

(r) *De motu capitis*, opuscula. p. 227.

(s) Diss. *Capitis articulatio cum prima et secunda vertebra*, resp. RUMELIN. Tübing. 747.

II. La Membrane de l'Arc antérieur.

§. 443.

SYNONYMES. Le Surtout de l'entonnoir liga-menteux, WINSLOW, Tr. des os fr. §. 325. *Membrana annuli anterioris*, WEITBRECHT, Synd. p. 84. Tab. IX. fig. 33. *Lig. obturans anticum atlantis occipitale*, MAUCHART, Diss. c. §. 10. LODER, Tab. XVI. fig. 14. n. 7. 8. 9.

§. 444.

ATTACHES. Elle s'élève du bord supérieur de l'arc antérieur de l'atlas, au bord antérieur du grand trou occipital, attachée de part et d'autre aux ligamens de l'articulation, et assez relachée pour ne pas géner les mouvemens entre la tête et la vertèbre.

Cette membrane est renforcée par une bande ligamenteuse, qui monte du tubercule de l'atlas à la partie moyenne du bord du trou occipital.

§. 445.

OBSERVATION. J'ai observé en 1792 une facette articulaire, au milieu du bord supérieur de l'arc antérieur de l'atlas, qui répondoit à une autre facette, placée au bord du grand trou occipital.

III. La Membrane de l'Arc postérieur.

§. 446.

ATTACHES. Elle est semblable à la précédente,

quoique plus mince, et se porte du bord supérieur de l'arc postérieur de l'atlas, à la partie postérieure du bord du grand trou occipital.

La cannelure qui est à côté de l'apophyse transverse de l'atlas, et par laquelle passe l'artère vertébrale, est convertie en canal par une portion
de cette membrane.

SYNONYMES. Semblables à §. 443. LODER,
Tab. XVII. fig. 1. n. 12.

IV. L'APPAREIL LIGAMENTEUX.

§. 447.

PRÉPARATION. Cette partie ligamenteuse se
trouve dans la cavité de la colonne vertébrale;
qui doit être ouverte de la manière suivante.
Sciez les jambes des épines de la troisième et
seconde vertèbre derrière la moëlle épinière, sciez
de même l'arc postérieur de l'atlas, et coupez la
membrane de cet arc. Emportez les parties sciées
et tirez la moëlle, vous verrez la dure-mère, qui
passe de la cavité de la tête dans celle de la colonne vertébrale; séparez enfin la dure-mère.

§. 448.

SYNONYMES. Apparatus ligamentosus, WEIT-
BRECHT, p. 86. Tab. XI. fig. 38. *Ligamentum vagi-
nale,* MAUCHART, Diss. §. 24. appartient à l'appareil de Weitbrecht. LODER, Tab. XVII. fig. 2.
n. 20.

§. 449.

ATTACHES. Cet appareil consiste en une bande

ligamenteuse, dont les fibres commencent dans la fosse de l'apophyse basilaire de l'os occipital, et en occupent toute la largeur, elle descend ensuite derrière la surface postérieure de la dent, au corps de la seconde vertèbre, où elle s'élargit et se termine à la troisième vertèbre.

V. LE LIGAMENT PROPRE DE LA PREMIÈRE VERTÈBRE.

§. 450.

SYNONYMES. *Ligamentum vertebræ primæ proprium*, WEITBRECHT, Synd. p. 95. Tab. IX. fig. 33.

§. 451.

ATTACHES. C'est une bande ligamenteuse assez mince, qui se trouve à la partie antérieure de la première vertèbre. Elle se porte obliquement de l'apophyse transverse sur l'arc antérieur et la membrane, qui s'étend de l'arc à l'occiput. (§. 444.)

Les muscles petit droit et droit latéral de la tête, et le premier transversaire du cou, sont attachés à ce ligament.

VI. LIGAMENS ENTRE LA PREMIÈRE ET SECONDE VERTEBRE.

§. 452.

Ils sont en général semblables aux ligamens qui se trouvent entre les vertèbres, mais ils sont moins serrés, de manière qu'il y a plus de mouvement entre la première et la seconde vertèbre, qu'entre les vertèbres suivantes. Au lieu de cartilage, il y a un véritable *ligament intervertébral* entre l'arc de la première vertèbre et le corps de la seconde; ce ligament qui prête aux mouvemens de la tête, est le *lig. obturans anticum atlantis-epistrophæum* de MAUCHART, (Diss. §. 13.)

VII. LE LIGAMENT CROISÉ DE LA DENT.

§. 453.

PRÉPARATION. Séparez l'appareil ligamenteux de ses attaches, vous verrez les ligamens situés à la partie postérieure de la dent; une partie de la dent même, et à sa partie supérieure une portion du ligament latéral, dont il sera parlé tantôt.

§. 454.

SYNONYMES. Ligamentum transversum denti obductum, VÉSAL. de C. H. F. L. I. c. 15. p. 55. fig. K. L. II. c. 30. p. 230. fig. K. *Ligamentum transversum cum duobus germinibus*, EUSTACHIUS, de motu capitis; opusc. p. 230. T. XLVII. fig. 19. g. *Le ligament transversal de la dent*, WINSLOW, Tr. des os fr. §. 328. *Ligamentum transversale cum appendicibus*, WEITBRECHT, Synd. p. 92. Tab. IX. fig. 35. 36. *Ligamentum cruciforme*, MAUCHART, Diss. §. 18. LODER, Tab. XVII. fig. 3. n. 19. 20. 21. fig. 4. n. 11.

§. 455.

ATTACHES. Le ligament croisé de la dent, a une figure quatrilatérale, dont une diagonale est posée verticalement, et l'autre par conséquent en travers. Son plan antérieur et concave, reçoit la dent qui s'y meut; son plan postérieur est un peu convexe.

Les angles du ligament qui répondent à sa diagonale transversale, sont forts ; ils se rétrécissent de plus en plus, et s'attachent enfin au tubercule qui se trouve de chaque côté entre les apophyses articulaires de l'atlas. La portion transversale du ligament forme ce qu'on appelle la *partie principale du ligament transversal.*

La diagonale perpendiculaire du ligament croisé se termine par deux extrémités ou *appendices du ligament transversal.* L'extrémité supérieure se termine par un angle aigu à l'os occipital. L'extrémité inférieure est large, et s'attache à la racine de la dent, et au corps de la seconde vertèbre.

VIII. LES LIGAMENS LATÉRAUX DE LA DENT.

§. 456.

PRÉPARATION. Il faut couper l'arc et la membrane antérieure de l'atlas des deux côtés, détacher l'arc de l'épistropheus et le réplier avec sa membrane vers la tête.

§. 457.

SYNONYMES. Ligamentum secundam vertebram

capiti committens, VESAL. de C. H. F. L. II. c. 3o.
fig. p. 23o. I. *Ligamenta duo teretia*, EUSTACHIUS,
de motu capitis, opusc. p. 229. *ej.* Tab. XLVII.
fig. 9. *Le ligament occipital de la dent*, WINSLOW,
Tr. des os fr. §. 327. *Ligamenta lateralia dentis*,
WEITBRECHT, Synd. p. 89, Tab. IX. fig. 34. g.
h. *Ligamenta alaria*, MAUCHART, Diss. §. 21.
LODER, Tab. XVII. fig. 4. n. 12.

§. 458.

CARTILAGE DE LA DENT. Par la préparation
qui vient d'être faite, on voit d'abord la dent,
dont la surface antérieure est couverte par un cartilage lisse. Par ce moyen la dent tourne avec
facilité dans une fossette, située à la surface postérieure de l'arc antérieur, qui est également couverte par un cartilage.

La surface postérieure de la dent, qui se meut
sur le ligament croisé, est encore couverte par
un cartilage lisse.

§. 459.

ATTACHES. Ce ligament se présente différem-
ment, à mesure qu'il est vu par devant ou par
derrière.

Vû par devant, il paroît formé par une *membrane forte*, qui est attachée aux deux côtés et
au sommet de la dent, et qui se porte delà à l'os
occipital, où elle s'attache à la moitié antérieure du
bord du trou occipital.

Vû par derrière, il ne paroît commencer des
deux côtés de la dent, que vers son sommet, il
y présente de chaque côté un cordon fort, composé de fibres brillantes, qui se portent dans
une direction très-oblique et presque transversale
à l'extrémité de la moitié antérieure du bord
du grand trou occipital.

Indépendamment de ces deux cordons, qui sont
évidemment les ligamens grêles d'EUSTACHIUS,
on apperçoit un *ligament transversal*, composé
de fibres brillantes, et qui passe d'une extrémité
de la moitié antérieure du bord du grand trou
occipital à l'autre, par-dessus le sommet de la
dent, mais sans y être attaché; le bord postérieur de ce ligament transversal est libre, et son
bord antérieur est attaché à la membrane forte,
décrite ci-dessus.

Enfin de la partie antérieure du sommet de la
dent, s'élève un petit *ligament droit*, qui monte
à la surface postérieure de la membrane forte,
à laquelle il est attaché, et qui se termine au
point le plus antérieur du bord du grand trou
occipital. Ce ligament est le *ligament droit et
moyen*, que WEITBRECHT nie mal à propos, et
qui a été bien osbervé par MAUCHART.

MOUVEMENT DE LA TÊTE.

§. 460.

La structure particulière de l'atlas et de l'épistro-
phéus, sert aux mouvemens de la tête sur le

tronc; et c'est d'après les mêmes vues, que les ligamens sont construits.

§. 461.

La tête a un mouvement d'inclinaison et un autre de rotation. Elle s'incline en avant, en arrière, sur les deux côtés, et même dans les directions obliques; et voici comment. Elle porte par les deux condyles de son occipital sur les cavités articulaires supérieures de l'atlas. Les articulations sont larges, peu profondes, et entourées par une capsule dont la capacité est assez grande, pour permettre que la tête s'incline un peu sur l'atlas en avant et en arrière. Les deux arcs de l'atlas favorisent ce mouvement par leur distance de la tête, qui est de 4 lignes entre l'arc antérieur à la tête, et de 3 lignes entre l'arc postérieur à la tête (a). L'articulation de la première vertèbre avec la seconde, consiste également en deux facettes presque plattes, et entourées à droite et à gauche par une capsule, qui prête. Les apophyses articulaires des vertèbres suivantes du cou, quoiqu'enfermées par des capsules plus serrées, contribuent cependant au même mouvement. On observe en effet en mettant les doigts sur les épines de la nuque, pendant qu'on incline la tête, qu'elles se meuvent toutes plus ou moins.

Les inclinaisons latérales et obliques de la tête,

(a) MAUCHART, Diss. c. §. 9.

sont exécutées en faveur des mêmes articulations.

§. 462.

La tête ne tourne pas sur l'atlas, la structure de ces os, et les ligamens qui les unissent, s'y opposent, de manière que lorsque la tête tourne, l'atlas la suit, comme si cette vertèbre en faisoit une portion. La rotation est dûe au singulier méchanisme des deux premières vertèbres. La dent de la seconde vertèbre sert de pivot, sur lequel tourne l'anneau de l'atlas, qui n'a point de corps pour cette raison.

Ce mouvement est assuré en partie par les apophyses articulaires de la première et seconde vertèbre, dont les capsules larges permettent quelque mouvement latéral; mais il l'est principalement par les ligamens de la dent.

L'arc antérieur de l'atlas retient la dent en avant, tandis que la facette cartilagineuse (§. 458.) de cet arc, et le poli de la dent même, en facilitent la rotation.

Les ligamens latéraux de la dent (§. 456.) ont une longueur suffisante, pour que la tête tourne en quart de cercle environ, mais ils empêchent une torsion plus violente, qui pourroient endommager la moëlle épinière.

Le ligament croisé enfin, (§. 453.) sur lequel tourne la surface postérieure de la dent, arrête l'atlas pour le même objet que les ligamens latéraux arrêtent la tête.

SECTION II.

LIGAMENS DES VERTEBRES.

§. 463.

PRÉPARATION. Les ligamens des vertèbres et ceux des côtes, sont à-peu-près les mêmes dans toute la longueur de la colonne vertébrale. On peut donc la couper en parties pour y travailler plus commodément, et pour parvenir à ceux qui sont dans le canal. A ce dernier effet on scie un morceau, composé de quelques vertèbres, de manière que le corps de la vertèbre soit séparé des épines.

§. 464.

Les ligamens appartiennent

1. en commun à toutes les vertèbres.

    I. La longue bande antérieure. §. 465.

    II. La longue bande postérieure. §. 467.

2. Individuellement à chaque paire de vertèbres,

  1). entre deux corps de vertèbres.

    III. Le cartilage intervertébral. §. 470.

  2). entre deux apophyses obliques de vertèbres.

    IV. Les capsules des apophyses articulaires. §. 473.

  3). entre les épines.

    V. Les ligamens jaunes. §. 475.

    VI. La membrane interspinale. §. 478.

VII. Le ligament de la pointe de l'épine. §. 481.

4). entre les ligamens transverses.

VIII. Le ligament intertransversal. §. 483.

I. LA LONGUE BANDE ANTÉRIEURE.

§. 465.

SYNONYMES. Demi-gaine ligamenteuse, WINS-LOW, Tr. des os fr. §. 322. *Fascia longitudinalis posterior*, WEITBRECHT, Synd. p. 96. Tab. X. fig. 37. LODER Tab. XVI. fig. 14. n. 6. XVIII. fig. 1. n. 14.

§. 466.

ATTACHES. Cette bande, composée de fibres brillantes, couvre la surface antérieure de toutes les vertèbres.

Etroite d'abord, elle commence au tubercule de l'arc antérieur de l'atlas (*b*). Elle passe delà au corps de la seconde vertèbre, et ensuite à celui de la troisième, où elle devient plus large, de manière qu'elle en couvre presque toute la surface antérieure. C'est ainsi qu'elle continue par toute l'étendue de la colonne vertébrale, et devient plus large en descendant, à mesure que les vertèbres inférieures sont plus grosses.

Les fibres dont cette bande est composée, ne s'éten-

(*b*) Cette portion est décrite par MAUCHART, (Diss. c. §. 13.) entre les ligamens de la tête, sous le nom de *Lig. anticum perpendiculare externum atlantis.*

s'étendent pas tout le long de la surface de toutes les vertèbres, mais elles en couvrent seulement quelques-unes, où elles se terminent; elles sont ensuite remplacées par d'autres, qui viennent d'y prendre naissance. Enfin cette bande se termine à la seconde vertèbre lombaire, à laquelle s'attachent les tendons du diaphragme; ces tendons en se prolongeant sur les vertèbres jusqu'à l'os sacrum, font la continuation de la bande.

II. LA LONGUE BANDE POSTÉRIEURE.

§. 467.

SYNONYMES. C'est contre l'observation, que WINSLOW décrit Tr. des os fr. §. 323. au lieu d'une bande *un rouleau*, ou *tuyau ligamenteux*, ou *entonnoir. Fascia longitudinalis postica*, WEIT-BRECHT, Synd. p. 99. Tab. XI. fig. 39. 40. 41. LODER, Tab. XVII. fig. 2. n. 21. fig 6. n. 21.

§. 468.

ATTACHES. Cette bande, située dans le canal de la moëlle épinière, commence à la surface postérieure du corps de la seconde vertèbre, où elle est couverte par l'appareil ligamenteux, et la dure-mére. Delà elle descend par la surface postérieure de toutes les vertèbres, et occupe la largeur du corps de celles du cou et du dos.

Aux vertèbres lombaires elle se rétrécit tellement, qu'elle n'a plus que deux lignes de largeur

B

environ; mais elle est plus large entre deux vertèbres, ensorte qu'elle y a la figure d'une croix.

§. 469.

USAGES. Les deux bandes sont évidemment le
principal soutien de la colonne vertébrale, qui
retient chaque vertèbre à sa place.

L'antérieure paroît encore empêcher la trop
grande flexion de la colonne en arrière, ainsi
que la postérieure s'oppose à l'excès d'une flexion
en devant.

III. LE CARTILAGE INTERVERTÉBRAL.

§. 470.

*SYNONYMES. Cartilaginosa ligamenta, verte-
brarum corpora committentia,* VÉSAL. de C. H. F.
L. II. c. 40. p. 249. *Les cartilages intervertébraux
et les ligamens ,* WINSLOW, Tr. des os fr. §.
309. — 21. *Ligamentnm intervertebrale,* WEIT-
BRECHT, Synd. p. 103. Tab. XI. XII. LODER,
Tab. XXII. fig. 3.

§. 471.

ATTACHES. Après avoir séparé la longue bande
antérieure, qui couvre le corps des vertèbres,
on remarque une substance blanche et brillante
entre le corps de deux vertèbres. L'épaisseur de
cette substance est en rapport de la grandeur des
vertèbres, elle est donc plus grande entre celles
des lombes, et plus petite entre les vertèbres du
cou.

Elle paroît composée de lames tendineuses, dont la direction se croise en différens sens. En séparant deux vertèbres, par une section qui laisse la substance attachée au corps de la vertèbre supérieure, ou à celui de l'inférieure, on trouve que les lames sont concentriques. Les lames nombreuses à la periphérie de la substance, diminuent et cessent enfin vers son centre. L'espace interposé aux lames, et le centre de la substance est occupé par une gelée blanche, que la contraction des fibres tendineuses, dont les lames sont composées, pousse en dehors. Cette substance intervertébrale est donc composée d'une partie tendineuse et d'une partie gélatineuse, et ne porte qu'improprement la dénomination de cartilage.

§. 472.

USAGES. Par l'élasticité de cette éspèce de ligament il existe une mobilité entre les corps des vertèbres ; les différentes inclinaisons que nous faisons faire à la colonne vertébrale, lui sont dûes.

Lorsque la portion gélatineuse est desséchée et diminuée par l'âge, l'épaisseur du ligament diminue, et les vertèbres se rapprochent ; c'est pourquoi les personnes âgées sont plus petites qu'elles n'étoient avant la vieillesse. La même chose a lieu tous les jours dans un petit dégré ; l'homme est un peu plus petit le soir que le matin.

IV. LES CAPSULES DES APOPHYSES ARTICULAIRES.

§. 473.

SYNONYMES. Ligamentum primam secundæ colligans, VESAL. de C. H. F. L. II. c. 3o. p. 23o. *Ubi ascendentes vertebrarum processus descendentibus coarticulantur, membranea ligamenta, articulum undique ambeunt. Ib.* c. 4o. p. 25o. *Les ligamens articulaires*, WINSLOW, Tr. des os fr. §. 334. *Ligamenta processum ascendentium et descendentium* WEITBRECHT, Synd. p. 110. Tab. XII. fig. 45. LODER, Tab. XVII. fig. 7. n. 15.

§. 474.

ATTACHES. Les apophyses articulaires, qui se touchent, sont liées par une membrane capsulaire ; cette membrane passe du bord de l'apophyse inférieure de la vertèbre supérieure, au bord de l'apophyse supérieure qui appartient à la vertèbre inférieure.

Ces capsules semblables à celles, qui ont été décrites (§. 441.), sont beaucoup plus serrées, ce qui fait qu'il y a moins de mouvement entre une vertèbre et sa suivante, qu'entre la tête et l'atlas. . Les capsules cependant, qui appartiennent à la première et à la seconde vertèbre, permettent un jeu très-considérable, et celles qui sont aux vertèbres du cou, un plus sensible que toutes les inférieures.

Les fibres dont les capsules sont composées,
ont une obliquité analogue à celle des apophyses.

V. LES LIGAMENS JAUNES.

§. 475.

SYNONYMES. Subflavum ligamentum, VESAL.
de C. H. F L. II. c. 40. p. 250. *Un ligament plat,
un peu jaunâtre*, WINSLOW, Tr. des os fr. §. 330.
Ligamenta crurum subflava, WEITBRECHT, Synd.
p. 107. Tab. XII. fig. 43. 44. LODER, Tab. XVII,
fig. 5. n. 13.

§. 476.

ATTACHES. L'espace qui se trouve entre la
branche droite de l'épine d'une vertèbre supérieure, et celle de l'inférieure qui lui répond,
est rempli par un ligament fort et jaunâtre ; il
en est de même du côté gauche.

Ces ligamens s'étendent du bord de la branche
supérieure à celui de la branche inférieure, et
de l'apophyse articulaire, jusqu'à l'épine où les
ligamens des deux côtés se touchent, et sont
réunis par le tissu cellulaire. Ceux qu'on trouve
aux vertèbres lombaires, ont jusqu'à une ligne
d'épaisseur.

§. 477.

USAGES. Par ces ligamens, le canal des vertèbres est formé postérieurement, comme il l'est
par le corps de la vertèbre sur le devant.

Ils contribuent aussi beaucoup à la mobilité, qui existe entre les vertèbres.

IV. LA MEMBRANE INTERSPINALE.

§. 478.

SYNONYMES. In spinarum intervallis, membranea ligamenta continentur, VESAL. de C. H. F. L. II. c. 40. p. 250. *Membrane ligamenteuse.* WINSLOW, Tr. des os fr. §. 332. *Membrana interspinalis,* WEITBRECHT, Synd. p. 108. Tab. XII. fig. 45. *Lig. processuum spinosorum,* LODER, Tab. XVII. fig. 7. n. 16.

§. 479.

ATTACHES. C'est une membrane, située entre le bord supérieur de l'épine inférieure, et le bord inférieur de l'épine supérieure. Son bord antérieur touche les ligamens jaunes.

Les membranes qui se trouvent entre les apophyses lombaires, sont les plus fortes.

§. 480.

USAGES. Elle sert d'attache aux muscles profonds de l'épine du dos.

VII. LE LIGAMENT DE LA POINTE DE L'ÉPINE.

§. 481.

SYNONYMES. Ad apices ligamentum, cartilaginis naturæ compos, VESAL. de C. H. F. L. IV. c. 40. p. 250. *De petits cordons ligamenteux entre les pointes des épines,* WINSLOW, Tr. des os fr.

§. 331, *Ligamenta, queis apices committuntur*, WEITBRECHT, Synd. p. 109. Tab. XII. fig. 46. LODER, Tab. XVII. fig. 8.

§. 482.

ATTACHES. Ces ligamens assez épais se trouvent entre les épines des vertèbres dorsales et lombaires ; les vertèbres du cou n'en ont pas.

Il y en a deux entre chaque paire de vertèbres.

La partie profonde de chaque ligament se trouve entre deux épines, mais la portion superficielle passe par-dessus la pointe d'une épine à l'autre, de sorte qu'un seul ligament paroît étendu sur toute la colonne des épines réunies. Cette partie superficielle est unie aux tendons du muscle très-long du dos, qui paroissent en tirer leur origine.

VIII. LE LIGAMENT INTERTRANSVERSAL.

§. 483.

SYNONYMES. Ex singulis transversis processibus in conterminos processus transversos , membranaceum ligamentum porrigitur , VESAL. de C. H. F. L. II. c. 40. p. 250. *Cloisons ligamenteuses,* WINSLOW, Tr. des os fr. §. 333. *Ligamenta processuum transversorum,* WEITBRECHT, Synd. p. 109. Tab. XIII. fig. 46. *Lig. intertransversale,* LODER, Tab. XXII. fig. 8. n. 30.

§. 484.

ATTACHES. Ces ligamens foibles et courts se trouvent entre les apophyses transverses des vertèbres dorsales, depuis la cinquième jusqu'à l'onzième.

SECTION III.

LIGAMENS DES COTES.

§. 485.

Les côtes sont attachées aux vertèbres en trois endroits différens,

1. à leur corps.
   I. Le Ligament de la tête de la côte. §. 486.
2. aux apophyses transverses.
   II. Le Ligament transversaire externe. §. 488.
   III Le Ligament transversaire interne. §. 490.
3. aux apophyses articulaires.
   IV. Le Ligament externe du col de la vertèbre. §. 492.

I. LE LIGAMENT DE LA TÊTE DE LA CÔTE.

§. 486.

SYNONYMES. Costis ad vertebras ligamentum obducitur membraneum, articulis omnibus commune VESAL, de C. H. F. L. II. c. 37. *Trousseaux ligamenteux,* WINSLOW, Tr. des os. fr. §. 346. *Ligamenta capitelli costarum ,* WEITBRECHT, Synd. p. 112. Tab. XIII. fig. 47. LODER, Tab. XVII fig. 1. n. 16.

§. 487.

ATTACHES. Il est connu par l'ostéologie que la tête d'une côte a deux facettes, entre lesquelles il y a un angle saillant, que la côte touche la vertèbre supérieure par la facette supérieure de sa tête, et qu'elle touche la vertèbre inférieure par la facette inférieure. Le ligament qui forme cette réunion, est une espèce de capsule, dont les fibres sont disposées en manière de rayons, qui se jettent sur les vertèbres, en partant de chacune des facettes comme centres.

Ces ligamens sont courts, et ne permettent à la côte, qu'un petit mouvement.

II. LE LIGAMENT TRANSVERSAIRE EXTERNE.

§. 488.

SYNONYMES. Les ligamens articulaires de WINSLOW, Tr. des os fr. §. 347. 9. s'y rapportent en quelque manière. *Ligamenta transversaria externa,* WEITBRECHT, Synd. p. 114. Tab. XIII. fig. 46. 48. LODER, Tab. XVII. fig. 8. n. 27.

§. 489.

ATTACHES. C'est un ligament plat et court, qui passe de l'angle de chaque côte, à l'apophyse transverse de la vertèbre, à laquelle cet angle est adossé. Ce ligament monte de la côte à l'apophyse dans les côtes supérieures; il est horizontal à l'onzième côte, et descend de la douzième côte à l'apophyse de la douzième vertèbre.

Il affermit la situation de la côte, sans en empêcher le mouvement.

III. LE LIGAMENT TRANSVERSAIRE INTERNE.

§. 490.

SYNONYMES. Ligamenta transversaria interna, seu cervicis costarum interna, WEITBRECHT, Synd. p. 115. Tab. XIII. p. 47. 48. LODER, Tab. XVII. fig. 8. n. 28.

§. 491.

ATTACHES. Il passe du bord supérieur du col de la côte, à la surface antérieure de l'apophyse transverse de la vertèbre immédiatement plus haute.

Il est composé de fibres fortes, et parallèles entre elles, qui forment un quarré long et oblique. Comme les côtes inférieures ont plus de distance entre elles que les supérieures, les ligamens qui leur appartiennent sont plus longs que les supérieurs.

Le muscle compliqué de l'épine (§. 409.) couvre ces ligamens, et leur est en partie attaché.

IV. LE LIGAMENT EXTERNE DU COL DE LA VERTÈBRE.

§. 492.

SYNONYMES. Ligamentum cervicis costarum externum, WEITBRECHT, Synd. p. 116. Tab. XIII. fig. 48. LODER, Tab. XVII. fig. 8. n. 29.

§. 493.

ATTACHES. Ce ligament part aussi du bord supérieur du col de la côte, mais il est beaucoup plus près de la tête de la côte, et tout-à-fait à la surface postérieure; delà il monte en dehors, et se termine au bord inférieur de l'apophyse articulaire inférieure de la vertèbre immédiatement plus haute.

Ce ligament et le précédent, se touchent à la vertèbre, mais ils sont un peu éloignés l'un de l'autre à la côte.

Il est couvert également par le muscle compliqué de l'épine (§. 409.)

DIXIÈME LEÇON.

MUSCLES DE L'ÉPAULE ET DU BRAS.

§. 494.

Après avoir séparé la peau de l'épaule et du bras, les muscles suivans se présentent:

1. entre l'omoplate de l'os du bras.
   I. Le Deltoïde. §. 496.
      Capsules muqueuses. §. 499.
      1) C. Acromiale externe. §. 502.
      2) C. Acromiale interne. §. 504.
      3) C. Coracoïdienne. §. 505.
      4) C. Caraco-brachiale. §. 508.
   II. Le Sur-épineux. §. 511.
   III. Le Sous-épineux. §. 514.
   IV. Le petit Rond. §. 517.
   V. Le Sous-scapulaire. §. 520.
   VI. Le grand Rond. §. 523.
      Capsule externe du grand Rond. §. 525.
      Capsule interne du grand Rond. §. 527.
      Le Tendon du grand dorsal. §. 530.
      Capsule du grand dorsal. §. 531.
      Le Tendon du grand pectoral. §. 534.
      Capsule du grand pectoral. §. 535.

VII. Le Coraco-brachial. §. 537.

2. de l'omoplate et du bras à l'avant-bras.

1) à la partie antérieure, les muscles *fléchisseurs de l'avant-bras.*

VIII. Le Biceps. §. 540.

    Capsule huméro-bicipitale. §. 547.

IX. Le Brachial interne. §. 550.

2) à la partie postérieure, les muscles *extenseurs de l'avant-bras.*

X. Le Triceps du bras. §. 553.

L'APONEUROSE DU BRAS.

§. 495.

Les muscles de la partie inférieure du bras, sont couverts par une aponeurose mince, qui s'unit aux tendons du grand dorsal et du grand pectoral. Par cette union l'aponeurose est tendue lorsque les deux muscles se contractent, et par la tension de l'aponeurose, les muscles du bras, qui en sont couverts, acquièrent plus de force. LODER, Tab. XX. fig. 1. 2.

I. LE DELTOÏDE.

§. 496.

SYNONYMES. Secundus brachium moventium, VESAL. de C. H. F. L. II. c. 23. p. 217. Tab. III. p. Tab IV. *Deltoidei,* EUSTACHIUS, Tab. XXVIII. E. E. XXIX. 6. *Deltoides* f. *humeralis,* COLUMB. de. R. an. L. V. c. 16. *Secundus humeri, attollens, Deltoides,* CASSERIUS, L. IV. T. 15. F. SPIEGEL, de C. H. F. L. IV. c. 14. p. 118. Riolan, Anthrop. L. V. c. 24. Bidloo, Tab. 66. X. Cowper, anat. eod. ; Myot. 1724. c. 25. Tab. 47. *Le Deltoïde*, Winslow, Tr. des muscles, §. 175. Gautier, Ess. d'anat. T. XIII. 95. *Deltoides*, Albini H. M. L. III. c. 142. *ej.* Tab. M. I. M.—Q.; V. IX. A.—O. XVIII. fig. 11. 12. Jadelot, Tab. III. 24. VII. 36. Camper, Dem. an. path. L. I. p. 2. Tab. II. fig. 1. A. *Der Delta-Muskel*, Bahrdt, T. II. fig. 2. 3. Synt. T. I. Loder, T. XXVI. 64. XXVIII. 57. XXXIX. fig. 11. 12.

§. 497.

'ATTACHES. Le deltoïde occupe la partie externe et supérieure du bras, qu'on appelle *moignon de l'épaule*, Il forme un triangle, dont la base est en haut.

Il commence au bord antérieur et concave de la moitié scapulaire de la clavicule, à l'acromion et à l'épine de l'omoplate, où il couvre une partie du muscle sous-épineux ; cette attache présente donc un bord large, et courbé en angle.

Les fibres, qui descendent delà au bras, ne forment pas un plan uniforme ; mais le muscle entier est composé de plusieurs petits muscles penniformes, l'un placé à côté de l'autre, réunis ensemble, et dirigés vers la partie extérieure de l'os du bras, comme les rayons d'un arc de cercle se portent vers leur centre commun. D'après cela les petits muscles ou faisceaux antérieurs s'y portent, en allant obliquement en dehors ; les moyens descendent verticalement par la tête de l'humerus, et les postérieurs vont encore obliquement en dehors.

A mesure que le muscle s'approche du bras, il devient plus étroit et plus épais. Il s'y attache enfin au côté externe, vers le milieu de sa longueur, dans l'espace de plus d'un pouce, au deux tubercules osseux qu'on y remarque. Cette adhésion d'abord large, se termine en pointe. Elle est toute charnue en dehors; mais elle est tendineuse en dedans, comme on observe, quand on sépare le deltoïde de la clavicule et de l'omoplate et qu'on le renverse en en bas.

<h2 align="center">§. 498.</h2>

USAGES. Le Deltoïde est le principal releveur du bras; le muscle entier lève le bras en dehors, la partie antérieure le lève en avant, et la postérieure en arrière. Lorsque les différentes parties du muscle agissent l'une après l'autre, le bras est tourné en même tems qu'il est lévé.

Et si le bras est appuyé sur le coude, la clavicule et l'omoplate sont un peu levées, et portées en dehors par l'action du deltoïde.

Capsules muqueuses.

§. 499.

Lorsqu'on détache le Deltoïde de la clavicule et de l'omoplate, et qu'on le sépare du tissu cellulaire, qui est entre ce muscle et l'os du bras, en observant de n'en rien laisser au muscle, mais de faire ensorte, qu'il reste tout-à-fait sur le bras: on trouve qu'il est plus tendre que de coutume, et qu'il est lisse et glaireux; c'est pour cette raison qu'on l'appelle *membrane muqueuse.* WEITBRECHT (p. 25.) la considère comme une espèce de ligament, et l'appelle *expansion membraneuse.* Cette membrane commence à la surface antérieure de l'omoplate, sur le muscle sous-scapulaire, à l'endroit où ses fibres musculaires deviennent tendineuses; elle couvre le tendon de ce muscle, et l'accompagne à l'os du bras. Au bras elle passe sous l'origine commune aux muscles biceps et coraco-brachial par-dessus la gaine du tendon du biceps, couvre le ligament capsulaire de l'os du bras, et s'attache à la surface inférieure et concave du bec de corbeau.

D'un autre côté cette membrane muqueuse passe sous le ligament triangulaire de l'omoplate, et sous l'acromion, s'attache à ses parties, et gagne ensuite le tendon du muscle sur-épineux, pour se terminer de ce côté à l'endroit où le tendon se change en muscle.

Une

Une autre continuation de cette membrane passe sous l'acromion sur les tendons des muscles sous-épineux et petit rond, et se termine pareillement à l'endroit où les tendons se changent en muscles.

On voit par-là que les tendons des quatre muscles de l'omoplate, et la partie supérieure externe de l'os du bras sont couvertes par cette membrane muqueuse.

§. 5oo.

Sous l'étendue de cette membrane se trouvent différentes *capsules muqueuses*, qui communiquent la plupart entre elles. Dans deux corps j'ai vû *une seule capsule*, qui avoit la grandeur et les directions de la membrane, que je viens de décrire ; c'est peut-être la même que LODER appelle *bursa mucosa deltoidis*, (Tab. XLVIII. fig. 1. n. 7.) En y procédant avec précaution, on peut détacher cette grande capsule muqueuse partout où elle est placée sur des fibres musculeuses, ou sur la membrane capsulaire de l'articulation. Mais elle est si mince sur l'insertion des tendons dans l'os, qu'elle né peut pas en être séparée.

§. 5o1.

Dans d'autres cadavres, la membrane muqueuse appartient à plusieures *capsules* plus petites, nommées des endroits où elles sont posées, *acro-*

miale externe, acromiale interne, coracoïdienne et coraco-brachiale.

Capsule acromiale externe.

§. 502.

SYNONYMES. ALBINI, H. M. L. III. c. 142. JANKE, Pr. p. X. a. SABATIER, Anat. I. 286. FOURCROY, Ac. des sc. 1785. p. 418. MONRO, bursæ Tab. I. K. VII. fig. I. M. dans laquelle cette capsule communique avec le ligament capsulaire.

§. 503.

ATTACHES. Cette capsule est placée sur le tendon du muscle sur-épineux, sous l'épine de l'omoplate, et se prolonge sous l'acromion.

Capsule acromiale interne.

§. 504.

SYNONYMES. FOURCROY, Ib. p. 419.

§. 505.

ATTACHES. Elle est devant la précédente, sur les tendons des muscles sur-épineux et sous-épineux, et sous le ligament triangulaire de l'omoplate.

Souvent ces deux capsules n'en font qu'une.

Capsule coracoïdienne.

§. 506.

SYNONYMES. JANKE, Pr. p. X. d. SABATIER,

Anat. I. 293. FOURCROY, Ac. des Sc. 1785. p. 420. MONRO, búrsæ Tab. I. D. L. N. *Bursa mucosa subscapularis*, LODER, Tab. XLVII. fig. 4. n. 12.

§. 507.

ATTACHES. Se trouve au côté interne de la précédente, sur le tendon du muscle sous-scapulaire, immédiatement sous le bec de corbeau.

Elle communique avec l'articulation de l'humerus.

Capsule coraco-brachiale.

§. 508.

SYNONYMES. JANKE, Pr. p. X. b. FOURCROY, Ac. des Sc. 1785. p. 422. MORNO, bursæ, Tab. I. O. LODER, Tab. XLVII. fig. 4. n. 17.

§. 509.

ATTACHES. Cette capsule est placée au bas de l'acromiale interne, entre la tête de l'os du bras, le bec de corbeau, et l'origine commune des muscles biceps et coraco-brachial.

Usages des Capsules.

§. 510.

Ces capsules facilitent les mouvemens du bras dans son articulation avec l'épaule.

Elles servent au Deltoïde, et aux muscles, sur les tendons desquels elles se trouvent.

Les chairs du Deltoïde, courbées en passant
dessus la tête de l'os du bras, éprouvent un frottement considérable, que les capsules diminuent.

II. LE SUR-ÉPINEUX.

§. 511.

SYNONYMES. Quintus brachium moventium,
VÉSAL. de C. H. F. L. II. c. 23. p. 219. T. XII.
H. *Supraspinatus*, EUSTACHIUS, Tab. XXIX. 8.
XXXVII. A. *Circumagentium humerum primus*,
superscapularis superior, CASSERIUS, L. IV. Tab.
17. F. SPIEGEL, de C. H. F. L. IV. c. 14. p. 119.
Supraspinatus, RIOLAN, Anthrop. L. V. c. 24.
COWPER Myot. 1724. c. 25. Tab. 8. 41. 47. *Le
Sur-épineux*, WINSLOW, Tr. des muscl. §. 314.
Le Sus-épineux, GAUTIER, Ess. d'anat. T. XVI.
106. *Supraspinatus*, ALBINI H. M. L. III. c. 143.
EJ. Tab. M. II. r. s. VI. i. XVIII. fig. 16. 17.
JADELOT, Tab. VIII. 37. *Der Ober - Gräthen-
Muskel*, BAHRDT, Tab. III. fig. 1. 2. Synt. Tab.
I. III. LODER, Tab. XXVIII. 53. XXXIX. fig. 16. 17.

§. 512.

ATTACHES. Ce muscle remplit la cavité sur-
épineuse de l'omoplate.

Ses fibres naissent de la partie supérieure de
la base de l'omoplate et de tous les points de la
cavité sur-épineuse ; elles suivent une direction
transversale , et forment un muscle épais qui
commence déjà à devenir tendineux dans le milieu de sa longueur.

Ce tendon formé passe sous l'articulation de la clavicule avec l'acromion, vers la tête de l'humerus, par-dessus le ligament capsulaire, et se termine à la première facette de la grande tubérosité de la tête de l'os du bras.

§. 513.

USAGES. Il tire la tête de l'humerus en dehors et en arrière; il lève par conséquent le bras, et l'éloigne de la poitrine.

III. LE SOUS-ÉPINEUX.

§. 514.

SYNONYMES. Septimus brachium moventium, VÉSAL. de C. H. F. L. II. c. 23. p. 219. Γ *Infraspinatus,* EUSTACHIUS, T. XXIX. 12. XXXVII. B. *Circumagentium secundus humeri,* CASSERIUS, L. IV. T. 17. G. SPIEGEL, de C. H. F. L. IV. c. 14. p. 119. *Infraspinatus,* RIOLAN, Anthrop. L. V. c. 24. COWPER, Myot. 1724. c. 25. Tab. 41. 47. *Le Sous-épineux,* WINSLOW, Tr. des musc §. 209. GAUTIER, Ess. d'anat. T. VI. Q. XIII. 96. *Infraspinatus,* ALBINI H. M. L. III. c. 144. *ej.* Tab. M. V. I. K. IX. XVIII. fig. 6. JADELOT, Tab. VIII. 38. *Der Unter-Gräthen-Muskel,* BAHRDT, Tab. III. fig. 5. Synt. Tab. III. LODER, Tab. XXVIII. 54. XXXIX. fig. 6.

§. 515.

ATTACHES. Il prend son origine à la cavité

sous-épineuse de l'omoplate, comme le précédent à la cavité sur-épineuse.

Ses fibres supérieures sont transverses, et les inférieures montent. Quelques fois la partie supérieure du muscle, qui est attachée à l'épine du scapula est séparée de la partie inférieure.

Vers le milieu de sa route, il commence à devenir tendineux, il s'épaissit et se rétrécit peu-à-peu, et se termine par un tendon large, qui passe sur le ligament capsulaire du bras, à la seconde facette de la grande tubérosité de l'os du bras.

§. 516.

USAGES. Il tourne le bras en dehors comme le précédent.

Et il l'élève aussi pendant qu'il le tourne ; car en tirant la tubérosité du bras vers soi, c'est-à-dire en bas, la partie inférieure du bras doit nécessairement être levée.

IV. LE PETIT ROND.

§. 517.

SYNONYMES. Teres minor, EUSTACHIUS, Tab. XXIX. 13. XXXVII. C. *Octavus humeri,* FALLOPP. Obs. anat. p. 714. *Musculus pecularis, a nemine adhuc annotatus, cujus inventionem Placentinus sibi tribuebat,* CASSERIUS, L. IV. Tab. 17. a. *Rotundus minor,* RIOLAN. Anthrop. L. V. c. 24. COWPER, Myot. 1724. c. 25. Tab. 41. 47. *Le petit Rond,* WINSLOW, Tr. des muscles, §. 206

GAUTIER, Ess. d'anat. T. XIII. 97. *Teres minor*, ALBINI, H. M. L. III. c. 145. *ej.* Tab. M. V. N. VI. XVIII. fig. 13. 14. JADELOT, Tab. VIII. 40. *Der kleinere runde Muskel*, BAHRDT, Tab. III. fig. 4. 5. Synt. T. III. LODER, Tab. XXVIII. 55. XXXIX. fig. 13. 14.

§. 518.

ATTACHES. Il est situé à côté du précédent, au bord inférieur ou antérieur de l'omoplate, dont il occupe les deux tiers supérieurs.

Delà il se porte à la tête de l'os du bras, devient tendineux, et s'y attache à la troisième facette de la grande tubérosité.

§. 519.

USAGES. Comme §. 516.

V. LE SOUS-SCAPULAIRE.

§. 520.

SYNONYMES. Sextus brachium moventium , VÉSAL. de C. H. F. L. II. c. 23. p. 219. T. VII. Γ *Subscapularis,* EUSTACHIUS, Tab. XXXVIII. E. *Circumagentium humeri tertius , subscapularis ,* CASSERIUS, L. IV. Tab. 18. C. SPIEGEL, de C. H. F. L. IV. c. 14. p. 119. *Immersus* s. *Subscapularis ,* RIOLAN, Anthrop. L. V. c. 24. BIDLOO, T. 65. E. COWPER, anat. eod.; Myot. 1724. c. 25. Tab. 48. 49. *Le Sous-scapulaire,* WINSLOW. Tr. des musc. §. 219. GAUTIER, Ess. d'anat. T. XVI.

108. *Subscapularis*, ALBINI H. M. L. III. c. 147?
ej. Tab. M. II. III. v.—x. IV. XVIII. fig. 15.
Der Unter-Schulterblattmuskel, BAHRDT, Tab.
III. fig. 8. Synt. Tab. I. LODER, Tab. XXVII.
38. XXXIX. fig. 15.

§. 521.

ATTACHES. Il occupe toute la fosse sous-scapulaire de l'omoplate.

Ses fibres qui proviennent de tous les points
de cette fosse, se portent de la base de l'omoplate vers la tête de l'os du bras; les supérieures
dans une direction transversale, les inférieures
en montant.

Peu-à-peu le muscle devient tendineux, et
forme un tendon large et fort, qui passe sur le
ligament capsulaire, à la petite tubérosité de la
tête de l'os du bras, qu'il embrasse toute entiére.

Le rapport de ce tendon avec le ligament capsulaire, sera examiné plus bas (§. 579.)

§. 522.

USAGES. Le bras porté en dehors, est tourné
en dedans, et rapproché de la poitrine par l'action de ce muscle; il en est aussi élevé.

VI. LE GRAND ROND.

§. 523.

SYNONYMES. Tertius brachium moventium ;
VESAL. de C. H. F. L. II. c. 23. p. 217. Tab. VII. M.

XIII. S. *Teres major*, EUSTACHIUS, Tab. XXXVIII. F. XXXVII. D. *Quartus humeri, deprimens, rotundus*, CASSERIUS, L. IV. T. 17. E. SPIEGEL, de C. H. F. L. IV. c. 14. p. 118. *Rotundus major*, RIOLAN, Anthrop. L. V. c. 24. BIDLOO T. 65, d. COWPER, anat eod.; Myot. 1724. c. 25. Tab. 41. 48. 49. *Le grand Rond*, WINSLOW, Tr. des muscles, §. 200. GAUTIER, Ess. d'anat. Tab. XIII. 98. *Teres major*, ALBINI H. M. L. III. c. 146. *ej.* Tab. M. III. z. VII. in scapula. XVIII. fig. 9. 10. JADELOT, Tab. VIII. 39. IX. 28. *Der grössere runde Muskel*, BAHRDT, Tab. III. fig. 6. 7. Synt. Tab. I. II. LODER, Tab. XXVIII. 56. XXXIX. fig. 9. 10.

§. 524.

ATTACHES. Son origine occupe le tiers inférieur du bord antérieur de l'omoplate, sous le petit rond; à l'angle inférieur du scapula, il est un peu couvert par le grand dorsal, avec lequel il communique quelquefois par une bandelette charnue.

Il forme un corps musculeux, épais et long, qui monte au bras; avant que d'y parvenir, il se change en un tendon de la même largeur que le muscle, mais plus mince, qui s'attache derrière le tendon du grand dorsal, à la crête qui est continuée de la petite tubérosité de la tête de l'os du bras.

Capsule externe du grand Rond.

§. 525.

SYNONYMES. ALBINUS, H. M. L. III. c. 146.
JANKE, Pr. p. X. g. SABATIER, Anat. I. 291.
FOURCROY, Ac. des Sc. 1785. p. 425. LODER,
Tab. XLVII. fig. 4. n. 19.

§. 526.

ATTACHES. Entre le tendon du grand rond
et l'os du bras, vers la partie postérieure, il y a
une capsule, qui s'étend par toute la largeur du
tendon.

Capsule interne du grand Rond.

§. 527.

SYNONYMES. FOURCROY, Ac. des Sc. 1785.
P. 427.

§. 528.

ATTACHES. Le tendon du muscle grand rond
peut être fendu en deux lames, entre lesquelles
se trouve une petite capsule muqueuse.

Usages du muscle grand Rond.

§. 529.

Ce muscle tire le bras en arrière et en même
temps il lève le coude sur le dos, vers le côté
opposé.

Lorsque le bras est fixé, le muscle tire l'angle

inférieur de l'omoplate en dehors et en avant, l'écarte un peu du tronc, et le lève.

Le Tendon du grand Dorsal.

§. 530.

Après que le muscle grand dorsal a passé l'angle inférieur de l'omoplate (§. 335. sq.) il se change en un tendon large et mince, qui va devant le tendon du grand rond; et s'attache conjointement avec lui à la crête qui descend de la petite tubérosité de la tête de l'os du bras.

Capsule du grand Dorsal.

§. 531.

SYNONYMES. ALBINUS, H. M. L. III. c. 91. JANKE, Pr. p. X. f. SABATIER, Anat. I. 291. FOURCROY, Ac. des Sc. 1785. p. 426. MONRO, bursæ, T. I. Q. LODER, Tab. XLVII. fig. 4. n. 21.

§. 532.

ATTACHES. Entre les tendons du grand dorsal et du grand rond, se trouve une petite capsule, qui occupe la largeur de ces tendons.

§. 533.

OBSERVATION. En 1789, j'ai trouvé le tendon du grand dorsal collé dans toute sa longueur, au tendon du grand rond. La capsule, qu'on observe entre ces tendons, étoit donc alors très-vaste. En disséquant cette capsule, le tendon du grand dorsal se trouvoit excessivement mince, et les fibres tendineuses du grand rond se continuoient avec celles du grand dorsal sur la gouttière, dans laquelle descend le tendon du biceps.

Le Tendon du grand Pectoral.

§. 534.

Il s'attache vis-à-vis du précédent, à la crête qui se continue de la grande tubérosité de la tête de l'os du bras, (v. §. 115.)

Capsule du grand Pectoral.

§. 535.

SYNONYMES. FOURCROY, Ac. des Sc. 1785. p. 423.

§. 536.

ATTACHES. Elle se trouve à la surface interne du tendon, entre lui et la gouttière du tendon du biceps.

VII. LE CORACO-BRACHIAL.

§. 537.

SYNONYMES. La portion charnue continue au commencement tendineux interne du *Primus cubitum flectentium*, VÉSAL. de C. H. F. L. II. c. 46. p. 264. Tab. VI. o. *Coraco-brachialis*, EU-STACHIUS, T. XXXIII. 36. *Perforatus*, CASSERIUS

L. IV. Tab. 19. N. t. 20. f. 1. F. Une portion du *biceps* de SPIEGEL. *Coracoïdeus s. Coraco-brachieus*, RIOLAN, Anthrop. L. V. c. 24. BIDLOO, T. 65. COWPER, anat. eod.; Myot. 1724. c. 23. Tab. 48. 49. *Le Coraco-brachial*, WINSLOW, Tr. des muscl. §. 216. GAUTIER, Ess. d'anat. T. XVI. 107. *Coraco-brachialis*, ALBINI H. M. L. III. c. 149. *ej.* Tab. M. II. u. III. VII. a. f. g. et VIII. fig. 7. 8. CAMPER, Dem. an. path. L. I. p. 2. Tab. II. f. 1. J. p. 3. Tab. I. f. 2. H. N. O. JADELOT, Tab. IV. b. *Der Raben Arm-Muskel*, BAHRDT, Tab. III. fig. 9. 10. Synt. Tab. I. II. LODER, Tab. XXVI. 72. XXXIX. fig. 7. et 8.

§. 538.

ATTACHES. De l'extrémité du bec de corbeau, à côté du tendon du petit pectoral, descend un muscle, moitié charnu, moitié tendineux. Sa partie musculeuse, qui est l'interne, se sépare ensuite de la tendineuse, et forme un muscle particulier, le coraco-brachial, qui s'attache au milieu de l'os du bras, sous le tendon du grand rond, à la crête de la petite tubérosité. Avant que d'y parvenir, le muscle dévient très-peu tendineux. Un des grands nerfs du bras, le musculo-cutané, perce ce muscle.

§. 539.

USAGES. Il lève le bras, et le tourne un peu en dedans.

VIII. LE BICEPS BRACHIAL.

§. 540.

SYNONYMES. Primus cubitum flectentium, VESAL. de C. H. F. L. II. c. 46. p. 264. Tab. VI. ⊖ *Biceps brachii*; EUSTACHIUS, Tab. XXVIII. 24. XXX. Γ. *Primus cubitum flectentium*, *et vulgo ab Italis dicitur il Pescetto*, COLUMB. de R. anat. L. V. c. 32. *Id.* s. *Biceps*, CASSERIUS, L. IV. Tab. 19. G· SPIEGEL, de C. H. F. L. IV. c. 15. p. 119. RIOLAN, Anthrop. L. V. c. 25. BIDLOO T. 65. I. COWPER, anat. eod.; Myot. 1724. c. 26. Tab. 49. 50. *Le Biceps* ou *Coraco-radial*, WINSLOW, Tr. des muscl. §. 227. GAUTIER, Ess. d'anat. T. XVI. 109. *Biceps brachii*, ALBINI, H. M. L. III. c. 148. *ej.* Tab. M. I. II. VI. O. IX. P. Q. R. XIX. fig. 3. CAMPER, Dem. anat. path. L. I. p. 2. T. II. f. 1. C. D. p. 3. T. I. fig. 2. H. —M. JADELOT, Tab. III. 52. *Der Zweiköpfigte Armmuskel*, BAHRDT, Tab. IV. fig. 1. 2. Synt. Tab. I. II. LODER, Tab. XXVI. 67 — 71. XL. fig. 3. 4.

§. 541.

ATTACHES, Ce muscle est couché le long du bras, mais il n'y est pas attaché.

Il prend son origine de l'omoplate par deux chefs. Le premier qu'on appelle *le petit chef*, est la partie tendineuse, qui prend son origine du bec de corbeau, conjointement avec le coraco-brachial. Dès que ce chef en est détaché, il

devient musculeux, et descend à la partie antérieure et interne du bras, en devenant plus gros.

§. 542.

Le grand chef du biceps, ou l'externe, forme
un tendon long et grêle, dont l'origine (§. 591.)
est encore cachée dans le ligament capsulaire de
la tête de l'os du bras. Lorsque le tendon sort
du ligament, il descend dans la gouttière, formée entre les deux crêtes, qui descendent des
deux tubérosités de la tête de l'os du bras. Il y
est enveloppé par une gaine muqueuse, comme
on verra ci-après (§. 547.) Quand il en est sorti,
le tendon devient musculeux, et forme un corps
rond, qui grossit en descendant.

§. 543.

Les deux chefs musculeux du biceps se rétrécissent vers l'extrémité inférieure du bras; et se
réunissent ensuite en un seul corps, qui est moins
gros, que ne l'étoient les deux chefs. Le corps
diminue toujours, et se change enfin en un tendon, qui se porte au rayon entre les muscles
de l'avant-bras, glisse sur la moitié antérieure
de sa tubérosité, et s'attache à sa moitié postérieure.

§. 544.

Outre le tendon, le muscle biceps produit
encore une *aponeurose*, qui descend sur les muscles, par le pli du coude sur le côté interne de

l'avant-bras, et y produit la gaine aponeurotique, dont il sera parlé plus bas (§. 585.) Sur l'aponeurose montent les veines cutanées du bras, et immédiatement sous elle descend l'artère brachiale et le nerf médian.

§. 545.

OBSERVATION. Le biceps a quelquefois trois chefs; le troisième naît du milieu du bras, au-dessous de la terminaison du coraco-brachial, et se réunit avec les deux autres chefs (*c*). J'ai observé cette variété aux deux bras du même cadavre, en 1785.

J'ai vû en 1792, un troisième chef, qui provenoit par un tendon grêle de la grande tubérosité de la tête du bras, descendoit à côté du grand chef, devenoit musculeux, et se réunissoit aux autres.

§. 546.

USAGES. Le biceps fléchit l'avant-bras vers le bras, et en est le principal supinateur.

Lorsque le bras est retenu, les contractions du biceps sont en état de fléchir le bras vers l'avant-bras.

L'aponeurose du biceps garantit l'artère et le nerf qu'elle couvre.

Au moyen de son aponeurose et de la gaine,

qui

(*c*) MARTINI Comment. ad EUSTACHII Tab. XXXIII. n. 6.

qui en est continuée , le biceps , augmente la force des muscles fléchisseurs de l'avant-bras.

Gaine muqueuse humero-bicipitale.

§. 547.

SYNONYMES. WINSLOW, Tr. des muscles ; §. 229. ALBINUS, H. M. L. III. c. 148. JANKE, Pr. p. XI. i. FOURCROY, Ac. des. Sc. 1785. p. 428. MONRO, Tab. I. T.

§. 548.

ATTACHES. Cette gaine , qui est quelquesfois une partie de la grande capsule muqueuse (§. 500. 472.) commence à la partie musculeuse du grand chef du biceps , enveloppe son tendon , et l'accompagne par la gouttière, jusques dans le ligament capsulaire de la tête de l'os du bras.

Gouttière bicipitale.

§. 549.

La gouttière, située entre les deux crêtes, qui descendent des tubérosités de la tête de l'os du bras, est tapissée par une membrane ligamenteuse, dont les fibres proviennent des tendons du grand pectoral (§. 534.), et du grand dorsal (§. 530.) Cette membrane et la gaine humero-bicipitale, favorisent beaucoup les mouvemens du grand chef du biceps.

D

IX. LE BRACHIAL INTERNE.

§. 550.

SYNONYMES. Secundus seu posterior cubitum flectentium, VESAL, de C. H. F. L. II. c. 46. p. 264. Tab. VIII. *Brachialis internus*, EUSTACHIUS, T. XXVIII. 25. *Secundus cubitum flecientium, brachieus*, CASSERIUS, L. IV. T. 19. R. SPIEGEL, de C. H. F. L. IV. c. 16. p. 120 *Brachieus internus*, RIOLAN, Anthrop. L. V. c. 25. BIDLOO, T. 65. K. COWPER, anat. eod.; Myot. c. 26. Tab. 49. 50. *Le Brachial*, WINSLOW, Tr. des muscles, §. 234. GAUTIER, Ess. d'anat. Tab. XVI. 110. *Brachialis internus*, ALBINI H. M. L. III. c. 150. *ej.* Tab. M. II. III. XIX. fig. 1. 2. JADELOT, Tab. III. 56. *Der innere Armmuskel*, BAHRDT, Tab. V. fig. 4. 5. Synt. Tab. I. II. LODER, Tab. XXVI. 76. 77. XL. fig. 1. 2.

§. 551.

ATTACHES. Il prend son origine au milieu de la face antérieure de l'os du bras, au dessous de l'extrémité inférieure du deltoïde, par des fibres musculaires, qui forment les deux côtés d'un angle, dans lequel le deltoïde est logé. A mesure que le brachial descend derrière le biceps, il reçoit de nouvelles fibres de toute la surface antérieure de l'os du bras, et grossit de plus en plus ; il est donc attaché à l'os dans toute sa longueur, et il l'est encore aux ligamens intermus-

culaires du bras, que l'on verra dans la suite.
(§. 697.)

Près du pli du coude, il commence à devenir
tendineux; ce tendon passe sur le ligament capsulaire du coude, et se termine à l'apophyse
coronoïde de l'os cubital.

§. 552.

USAGES. Il fléchit l'avant-bras sur le bras.

En même tems il lève le ligament capsulaire,
et l'empêche de ne pas être pris entre les os.

X. Le Triceps du Bras.

§. 553.

SYNONYMES. Cubitum extendentes, VESAL. de
C. H. F. L. II. c. 46. p. 265. Le long chef *Primus,*
Tab. XII. T. Le chef externe, *Alia ex humero
ibi enata carnosi musculi pars, Ib.* X. Le chef interne *Tertius;* Tab. XI. ⊖ *Triceps brachii,* EU-
STACHIUS, Tab. XXVIII. *caput longum,* 22. *c.
internum,* 26. *c. externum,* 33. XXIX. 16. 17. 18.
Extendentium humeri, CASSERIUS, L. IV. T. 19.
primus, S. S. *secundus,* T. SPIEGEL, de C. H. F.
c. 15. p. 120. *Longus, brevis et brachieus externus,*
RIOLAN, Anthrop. L. V. c 25. Le chef externe
et le long chef font le *Longus et brevis cubiti,*
BIDLOO, Tab. 66. C. D. *Biceps externus,* s. *gemellus,* COWPER, anat. eod.; *Gemellus et bra-*

D 2

chieus externus , COWPER , Myotom. c. 26.
Tab. 49. 50. *Le grand Anconé* , *l'Anconé externe
et l'interne* , WINSLOW, Tr. des muscles , §. 239.
42. 45. *Le long extenseur* , *le court extenseur et le
brachial externe* , GAUTIER , Ess. d'anat. T. XVI.
III. 2. 3. *Triceps brachii* , ALBINI , H. M. L. III.
c. 151. *ej.* Tab. M. V. VI. XIX. fig. 5. 6. JADELOT,
Tab. VII. 37. *Der dreiköpfigte Armmuskel* , BAHRDT,
Tab. VI. fig. 3. 4. 5. Synt. Tab. I. III. VI. LODER,
Tab. XXVIII. 59. 60. 61. XL. fig. 5. 6. 7.

§. 554.

ATTACHES. Ce muscle qui occupe toute la
partie postérieure du bras , est composé en haut
de trois chefs·

Le *chef externe* , ou *l'anconé externe* , commence
au-dessous de la grosse tubérosité de la tête de
l'os du bras, par un angle aigu. Ses fibres dès le
commencement musculaires , en reçoivent de
nouvelles de l'os même, à mesure que le muscle
descend à la partie externe du bras , il est donc
attaché à l'os par toute sa longueur. Son bord
extérieur est attaché au ligament intermusculaire externe (§. 697.) Il devient de plus en
plus gros en descendant, et après être parvenu
au-dessous de la moitié du bras , il s'unit au chef
suivant.

§. 555.

Le *long chef* du triceps, ou le *long anconé*,

prend son origine de l'extrémité inférieure de la cavité glénoïdienne de l'omoplate et de l'extrémité supérieure de son bord antérieur, par un tendon large, plat. et court. Devenu musculeux, il descend par le milieu de la surface postérieure du bras, et ne tient à l'os, que par le tissu cellulaire. Au-dessous du milieu du bras, il s'unit au chef externe et à l'interne.

§. 556.

Le *chef interne*, ou *l'anconé interne*, qui est le plus petit des trois, commence sous le tiers supérieur de l'os du bras, au côté interne, il y descend, attaché au ligament intermusculaire interne (§. 697.), et il est formé au reste comme l'externe, excepté qu'il est plus petit. Il s'unit au-dessous du milieu du bras au long chef.

§. 557.

La réunion des trois chefs, forme un gros corps musculaire à la moitié inférieure et postérieure de l'os du bras, à laquelle il est fortement attaché. Sa surface postérieure devient bientôt tendineuse, et forme une aponeurose forte, plus épaisse dans son milieu, qu'on appelle le tendon du triceps. Ce tendon passe par-dessus l'articulation, et se termine à l'olecranum du coude. Les parties latérales de l'aponeurose s'étendent par-dessus le ligament cap-

sulaire sur les muscles postérieurs de l'avant bras,
et forment leur aponeurose (§. 586.)

§. 558.

USAGES. Il étend l'avant-bras après qu'il a
été fléchi, et tend aussi les muscles postérieurs
de cette partie.

ONZIÈME LEÇON.

LIGAMENS DE L'ÉPAULE.

§. 559.

Cette dénomination comprend :

1. Les Ligamens entre la clavicule et l'omoplate.

   I. L'articulation de la clavicule avec l'acromion. §. 560.

   II. Le Ligament conoïde. §. 565.

   III. Le Ligament trapézoïde. §. 567.

2. Les Ligamens entre les différentes parties de l'omoplate.

   IV. Le Ligament antérieur. §. 570.

   V. Le Ligament postérieur. §. 573.

3. Les Ligamens entre l'omoplate et l'os du bras.

   VI. Les Tendons des muscles. §. 575.

   VII. Le Ligament capsulaire. §. 576.

   VIII. Le Tendon du muscle sous-scapulaire. §. 579.

   IX. Les Cartilages de l'articulation. §. 580.

   X. L'Appareil synovial. §. 581.

   XI. Le Tendon du biceps. §. 582.

I. L'ARTICULATION DE LA CLAVICULE AVEC L'ACROMION.

§. 560.

SYNONYMES. WINSLOW, Tr. des os fr. §. 249 — 51. WEITBRECHT, Synd. p. 16. Tab. II. fig. 5. 6. LODER, Tab. XIX. fig. 3. n. 21.

§. 561.

ATTACHES. La clavicule n'est pas liée avec l'acromion par une membrane capsulaire, telle qu'on en observe aux autres articulations, mais cette connexion est faite par une suite de fibres tendineuses et fortes, qui ne forment pas une membrane continue. En coupant les fibres externes., on en trouve d'autres qui sont internes et plus courtes, ensorte que leur ensemble a une certaine épaisseur. Enfin on parvient à une *membrane capsulaire*, très-subtile, qui forme la connexion intime entre les deux os, et qui reçoit sa force des fibres tendineuses, qui couvrent par-tout sa surface externe.

§. 562.

Quand on a coupé la membrane capsulaire, on observe un *cartilage intermédiaire* entre la clavicule et l'acromion. Ce cartilage n'est ni lisse, ni dur, mais il a une structure moyenne entre le cartilage et le ligament, et il est attaché tant à la clavicule qu'à l'acromion.

§. 563.

Ce cartilage intermédiaire manque quelquefois comme j'ai observé, et plusieurs auteurs l'ont vu avant moi. En ce cas les extrémités de la clavicule et de l'acromion sont couvertes chacune par une couche cartilagineuse mince, qui n'ont point de connexion entre elles.

§. 564.

USAGES. Par cette forte connexion, l'omoplate et le bras sont retenus dans leur situation respective. Elle ne permet qu'un petit mouvement, parce que l'omoplate et la clavicule se meuvent ensemble, lorsque le bras exerce ses fonctions. Pendant que cette partie repose, l'acromion et la clavicule sont horizontales, mais elles forment un angle très-obtus, dont le sommet est tourné en haut, pendant que l'épaule est levée. L'articulation permet donc que cet angle se forme.

II. LE LIGAMENT CONOÏDE.

§. 565.

SYNONYMES. *Un cordon ligamenteux*, WINSLOW, Tr des os. fr. §. 255. *Ligamentum conoides*, WEITBRECHT, Synd. p. 22. Tab. II. fig. 5. 7. LODER, Tab. XIX. fig. 2. n. 8.

§. 566.

ATTACHES. Il naît à la racine du bec de corbeau et au bord supérieur de l'omoplate, delà il envoie ses fibres comme les rayons d'un centre au bord postérieur et convexe et à la surface inférieure de la clavicule. La direction des fibres ne forme pas un plan droit, mais un plan courbe, comme la surface d'un cone, et c'est de cette figure, qu'il porte son nom.

III. Le Ligament trapézoïde.

§. 567.

SYNONYMES. *L'autre cordon ligamenteux*, WINSLOW, Tr. des os fr. §. 255. *Ligamentum trapezoides*, WEITBRECHT, Synd. p. 22. Tab. II. fig. 6. LODER, Tab. XIX. fig. 2. n. 7.

§. 568.

ATTACHES. Ce ligament commence du bord externe du bec de corbeau, depuis sa racine jusqu'auprès de sa pointe; il est composé de fibres fortes et parallèles entre elles, qui montent dans une direction oblique, à l'extrémité postérieure de la clavicule, et s'y terminent à la surface inférieure.

§. 569.

USAGES. Par ces deux ligamens, l'omoplate est fortement attachée à la clavicule, desorte cependant, qu'elle se meut librement, sans que ce dernier os soit obligé de suivre. L'utilité et la force de ce ligament se manifeste encore en ce qu'ils ne déchirent pas, quelque violente que soit le choc qu'éprouve l'épaule, violence qui casse cependant assez fréquemment la clavicule.

IV. LE LIGAMENT ANTÉRIEUR DE L'OMOPLATE.

§. 570.

SYNONYMES. Le troisième des trois *cordons ligamenteux*, WINSLOW, Tr. des os fr. §. 255. *Ligamentum proprium anterius*, seu *triangulare*, WEITBRECHT, Synd p. 18. Tab. II. fig. 6. *Ligamentum*, etc. CAMPER, Dem. an. path. L. I. p. 4. Tab. I. f. 3. LODER, Tab. XIX. fig. 2 n. 9. fig. 3. n. 8.

§. 571.

ATTACHES. Il commence au côté interne de l'extrémité de l'acromion, et descend en s'élargissant au bord extérieur du bec de corbeau, où il se termine. Il ressemble à-peu-près à un triangle dont le sommet est à l'acromion, et la base au bec de corbeau.

§. 572.

USAGES. Il paroît servir l'acromion, et le garantir des fractures, qu'un violent choc de bras y pourroit occasionner.

Il empêche les luxations du bras en haut. Le bec de corbeau, notre ligament et l'acromion, aggrandissent la cavité articulaire de la tête de l'humerus.

Il ne paroît cependant pas, que cette cavité, plus spacieuse d'après CAMPER, que la cavité cotyloïde du femur, garantit la tête du bras, comme cette dernière cavité garantit celle du femur, puisque les luxations sont beaucoup plus fréquentes à l'extrémité supérieure, qu'à l'inférieure. L'articulation de l'humerus n'est d'ailleurs profonde qu'en haut, tandis que celle du femur l'est en tous sens.

V. LE LIGAMENT POSTÉRIEUR DE L'OMOPLATE.

§. 573.

SYNONYMES. Ligamentum proprium posterius, WEITBRECHT, Synd. p. 19. Tab. II. fig. 5. 7. LODER, Tab. XIX. fig. 2. n. 10. fig. 3. n. 9.

§. 574.

ATTACHES. Il se trouve au bord supérieur de l'omoplate, passe par-dessus l'échancrure qui y est, et se termine à la racine du bec de corbeau. Au moyen de ce ligament, l'échancrure, par laquelle passent les vaisseaux scapulaires, est changée en trou.

Ce ligament est quelquefois double, ou même ossifié.

VI. LES TENDONS DES MUSCLES DE L'OMOPLATE.

§. 575.

Coupez les quatre muscles de l'omoplate, le sur-épineux, le sus-épineux; le petit rond, et le sous-scapulaire chacun environ à un pouce de distance de la tête de l'humerus, et séparez la portion du muscle, qui se porte à cet os. Vous observerez le tendon de chacun d'entre eux, étendu sur la capsule de l'articulation. Et en séparant chaque tendon de la capsule, vous le poursuivrez jusqu'au tubercule, auquel il est attaché.

Les quatre tendons qui entourent la capsule, lui servent de couche extérieure, et la rendent par conséquent plus forte.

VII. LE LIGAMENT CAPSULAIRE.

§. 576.

SYNONYMES. Ligamentum amplum membranosum omnibus articulis commune, VESAL. de C. H. F. L. II. c. 25. p. 222. *Tria robusta ligamenta, præter commune, Idem, Ib. Le ligament capsulaire de l'os du bras*, WINSLOW, Tr. des os fr. §. 261 — 64. *Ligamentum capsulare magnum*, WEITBRECHT, Synd. p. 23. Tab. II. fig. 5. 6. 7. LODER, Tab. XIX. fig. 1.

§. 577.

ATTACHES. Cette capsule commence au cou de l'omoplate, qu'elle enveloppe; elle forme un sac vaste et ovoïde, qui passe par le bord ovale de la cavité glénoïdienne de l'omoplate qu'elle renferme, et se porte dessus la tête de l'os du bras, et delà au col de cet os.

Elle est formée d'une membrane très-mince en général; sa plus grande tenuité est sous les muscles sous-épineux et petit rond, elle a plus d'épaisseur sous le muscle sous-scapulaire.

La portion la plus élevée reçoit une membrane accessoire, qui vient de dessous le ligament antérieur de l'omoplate (§. 571.), et le bec de corbeau, et qui fait partie de la membrane muqueuse (§. 499.)

§. 578.

USAGES. La grandeur de cette capsule favorise les mouvemens du bras en tout sens, mais d'un autre côté elle ne peut rien faire pour assurer l'articulation. Aussi les luxations du bras sont-elles très - communes.

VIII. LE TENDON DU MUSCLE
SOUS-SCAPULAIRE.

§. 579.

Le ligament capsulaire a constamment une ouverture ovale, (WEITBRECHT, Tab. II. f. 7, n. n.) près du bord supérieur du tendon du muscle sous-scapulaire. Par cette ouverture une partie du tendon entre dans l'interieur de l'articulation.

L'extrémité du muscle sous-scapulaire, qui s'attache à l'os du bras, n'est pas purement tendineuse; la portion supérieure l'est parfaitement, mais l'inférieure reste musculaire jus'qu'à la fin.

C'est la portion supérieure qui entre dans l'articulation, (WEITBRECHT, Tab. II. fig. 7. o.)

Cet arrangement me paroît être fait, afin que le bras puisse se tourner plus parfaitement en dedans. Car si le muscle sous-scapulaire, qui exécute ce mouvement, continuoit sur la capsule, pour parvenir au tubercule, il agiroit en partie sur elle, et auroit moins d'action sur le tubercule, ce qui rendroit le mouvement du bras en dedans moins parfait. D'un autre côté, le tendon du biceps seroit géné dans son action, si cette derniére structure avoit lieu.

L'utilité du trou oval est donc de rendre l'action du sous-scapulaire plus complette, et de ne pas géner l'action du tendon du biceps.

Par cette ouverture la capsule coracoïdienne, (§. 507.) communique avec l'intérieur de l'articulation.

IX. LES CARTILAGES DE L'ARTICULATION.

§. 580.

Quand on incise la partie postérieure de la capsule en travers, l'intérieur de l'articulation se présente.

La cavité glénoïdienne de l'humerus, et son bord épais, sont couverts par un cartilage lisse. On remarque que la capsule est attachée au cou de l'os, en deça du bord, ensorte que celui-ci est tout-à-fait dans l'intérieur de l'articulation.

La tête de l'humerus est également couverte
par un cartilage lisse. Et la capsule est attachée
au col de l'humerus, entre la tête et les deux
tubérosités.

X. L'APPAREIL SYNOVIAL.

§. 581.

Quelques gouttes de glaire ou de liqueur syno-
viale sortent quand la capsule est incisée. Cette
liqueur diminue le frottement que le mouvement
occasionne nécessairement aux surfaces articulaires, et les réduit à rien.

Elle est fournie par des grains roussâtres, situés
au cou de l'omoplate, et de l'humerus, dont
MONRO (*d*) a donné une figure.

XI. LE TENDON DU BICEPS.

§. 582.

Par l'incision qui vient d'être faite à la capsule,
on apperçoit le trajet du long tendon du biceps.
(§. 542.)

Ce tendon est attaché à l'extrémité supérieure
de la cavité glénoïdienne de l'omoplate, à côté
de l'ouverture ovale de la capsule. Il descend
ensuite parfaitement libre sur la face antérieure
de la tête de l'humerus, et parvient à la gouttière
bici-

(*d*) *Bursæ mucosæ*, Tab. VIII. f. 1. 2.

bicipitale, située entre les deux tubérosités de l'extrémité supérieure de l'os du bras.

Une prolongation de la capsule forme une gaine dans la gouttière qui reçoit le tendon. Et à sa sortie par la capsule, celle-ci donne une *bride* (*retinaculum* WEITBRECHT p. 24. Tab. II. fig. 9. r.) qui passe sur le tendon, et s'attache à la tête de l'humerus.

E

DOUZIÈME LEÇON.

MUSCLES ANTÉRIEURS DE L'AVANT-BRAS.

§. 583.

P*RÉPARATION*. L'incision de la peau sera continuée sur la surface antérieure de l'avant-bras et de la main, jusqu'aux doigts ; on détachera la peau de toute cette surface, mais on la laissera pour ce moment attachée à la surface postérieure de l'avant-bras.

Pendant la séparation de la peau, on observera de n'emporter que le tissu cellulaire jaune, qui est garni de graisse, et on laissera le tissu intérieur plus subtil et muqueux, qui continuera d'être attaché aux muscles.

§. 584.

On verra alors les parties suivantes sur les muscles.

I. L'Aponeurose de l'avant-bras. §. 585.

II. Le Ligament palmaire du carpe. §. 588.

III. L'Aponeurose palmaire. §. 590.

IV. Le Muscle palmaire cutané. §. 592.

V Les Gaines aponeurotiques des tendons des doigts. §. 594.

I. L'Aponeurose de l'avant-Bras.

§. 585.

SYNONYMES. Vagina tendinea, ALBINUS, H.
M. L. III. c. 163. 229. *Die Armscheide*, BAHRDT,
Tab. XI. LODER, Tab. XX fig. 1. 2.

§. 586.

L'avant-bras est enfermé dans une gaine continuée des aponeuroses du biceps (§. 544.) et
triceps du bras (§. 557.) Cette aponeurose enveloppe les muscles, situés à la surface antérieure
de l'avant-bras, et leur appartient ensorte que
leurs fibres musculaires en prennent leur origine.
Des muscles elle s'attache le long de l'os du
coude.

Elle est de plus en plus mince, à mesure
qu'elle s'approche de la main; déjà au milieu
de l'avant-bras, les muscles paroissent si fort à
travers l'aponeurose, qu'ils ont l'air d'y être
à nud.

Cette gaine commune fournit encore des
gaines particulières, qui sont des continuations
de la surface interne de l'aponeurose, entre les
muscles de l'avant-bras.

§. 587.

USAGES. Cette aponeurose tendue par l'action
du muscle biceps (§. 546.), augmente la force
des muscles de l'avant-bras.

II. LE LIGAMENT PALMAIRE DU CARPE.

§. 588.

SYNONYMES. Ligamentum commune carpi palmare, WEITBRECHT, Synd. p. 40. Tab. V. fig. 15. *Das innere Armband*, BAHRDT, Tab. XII. fig. 2. LODER, Tab. XX. fig. 1. 2. n. 3.

§. 589.

ATTACHES. L'extrémité antérieure de l'avant-bras est garnie par un ligament large, dont les fibres brillantes font le tour en manière d'anneau, qui porte le nom de *membrana ligamentosa communis carpi*. Sa portion, située à la surface antérieure de l'avant-bras, forme le *ligament palmaire du carpe.*

Cette portion est plus mince que la dorsale, et n'a de fibres fortes qu'entre les apophyses styloïdiennes du rayon et du coude.

De sa surface interne, plusieurs gaines sont continuées, l'une sert au tendon du muscle cubital interne, et l'autre au tendon du long abducteur du pouce.

III. L'APONEUROSE PALMAIRE.

§. 590.

SYNONVMES. Une portion du *musculus nervosa sua exilitate mediæ volæ subnatus*, VESAL. de C. H. F. L. II. c. 141. *Aponeurosis palmaris longi*, EUSTACHIUS, Tab. XXVIII. 40. *L'aponeurose palmaire*, WINSLOW, Tr. des musc. §. 285. *Apo-neurosis palmaris*, WEITBRECHT, Synd. p. 43. Tab. V. fig. 15. *Die sehnigte Ausbreitung der flachen Hand*, BAHRDT, Tab. XII. fig. 1. 2. LODER, Tab. XX fig. 2. n. 4

§. 591.

ATTACHES. On apperçoit à travers de l'apo-neurose (§. 585.), tout le long de l'avant-bras, un tendon grêle, qui s'étend en aponeurose, quand il est parvenu au carpe.

Cette aponeurose est forte et triangulaire; sa portion inférieure et large reçoit beaucoup de graisse entre les fibres tendineuses. Elle se divise enfin en chefs, qui se terminent à la première phalange de chaque doigt.

Une portion de l'aponeurose passe 'par-dessus les muscles du pouce, et s'y perd.

Les chefs, dans lesquels l'aponeurose palmaire est divisée, sont entrelacés par des fibres trans-verses (*ligamentula palmaria transversa*, WEIT-BRECHT, Synd. p. 44. Tab. V. fig. 15. LODER, Tab. XX. fig. 2. n. 5.) qui pénètrent dans l'inté-rieur de la main, et y forment des gaines, par lesquelles les tendons, vaisseaux et nerfs, qui passent aux doigts, sont enveloppés.

IV. LE MUSCLE PALMAIRE CUTANÉ.

§. 592.

SYNONYMES. Probablement une portion de

carnea substantia, *mediæ sedi volæ superstrata*; VESAL. de C. H. F. L. II. c. 42. *Primus M. in extrema manu*, COLUMB. L. V. c. 35. *Caro in panniculo pingui manus*, dont la découverte est attribuée à CANNANUS par FALLOP. Obs. anat. p. 721. *Musc. quadratus*, VALVEREDA, an. C. H. L. II. c. 27. *Palmaris brevis*; EUSTACHIUS, Tab. XXVIII. 39. XXX. 10. *Caro quadrata*, CASSERIUS, L. IV. Tab. 21. P. SPIEGEL, de C. H. F. L. IV. c. 18. p. 122. RIOLAN, Anthrop. L. V. c. 28. BIDLOO T. 64. C. COWPER, anat. eod. ; *Palmaris brevis*, COWPER, Myot. 1724.. c. 27. Tab. 49. 51. *Le Palmaire cutané*, WINSLOW, Tr. des muscl. §. 289. *Le petit palmaire*, GAUTIER, Ess. d'anat. T. XVII. 133. *Palmaris brevis*, ALBINI, H. M. L. III. c. 176. *ej.* Tab. M. I. g. XX. fig. 26. JADELOT, Tab. III. n XIII. fig 1. n. 19. *Der kurze flache Hand-muskel*, BAHRDT, Tab. VI. fig. 1. Synt. Tab. I. LODER, Tab. XX. fig. 2. n. 6.

§. 593.

ATTACHES. C'est un petit muscle plat, dont les fibres sont entrelacées de graisse.

Il prend son origine au bord interne de la main, sur les muscles qui appartiennent au petit doigt. Ses fibres sont transverses, et se portent à l'aponeurose palmaire, dans laquelle elles se perdent.

Il tend cette aponeurose du côté interne.

V. LES GAINES APONEUROTIQUES DES TENDONS DES DOIGTS.

§. 594.

Aprés avoir séparé la peau qui couvre les doigts, on les apperçoit garnis de ligamens, qui se présentent dans l'ordre suivant :

a) sur tout le doigt :
1) La membrane commune aux ligamens des tendons. §. 595.

b) aux jointures,
2) Les anneaux ligamenteux des jointures. §. 597.

c) aux phalanges,
3) Les ligamens vaginaux., §. 599.
4) Les ligamens croisés. §. 601.

5) *La Membrane commune aux ligamens des Tendons.*

§. 595.

SYNONYMES. *Tendinibus transversa ligamenta secundum digitorum ossa obducumtur*, VESAL. de C. H. F. L. II. c. 43. p. 256. *Membrana tendinum ligamentis communis*, WEITBRECHT, Synd. p. 48. BAHRDT, Tab. XIII. LODER, Tab. XX. fig. 2. n. 7.

§. 596.

ATTACHES, Dès que la peau a été enlevée, on trouve un tissu cellulaire, serré et subtil, qui recouvre toute la longueur du doigt, et derrière lequel les ligamens des §. §. suivans sont placés.

2) *Les Anneaux ligamenteux des jointures.*

§. 597.

SYNONYMES. *Annuli juncturarum ligamentosi,* WEITBRECHT, Synd. p. 45. Tab. V. 15. i. VI. 19. CAMPER, Dem. an. path. L. I. p. 5. Tab. II. fig. 3. w. x. y. BAHRDT, Tab. XIII. fig. 1. d. e. LODER, Tab. XX. fig. 2. n. 8.

§. 598.

ATTACHES. Ce sont des ligamens en forme d'anneau, situés à la jointure du metacarpe avec la première phalange, à celle de la première avec la seconde, et entre la seconde et la troisième. L'anneau de la première jointure, s'unit aux ligamens du metacarpe, et s'attache aux condyles de la première phalange. Les anneaux de la seconde et la troisième jointure se perdent dans la peau.

Au pouce, l'anneau de la jointure de la première et seconde phalange, s'attache aux osselets sésamoïdiens.

3) *Les Ligamens vaginaux.*

§. 599.

SYNONYMES. *Gaine ligamenteuse,* WINSLOW, Tr. des os fr. §. 303. *Ligamenta vaginalia phalangæ primæ et mediæ*, WEITBRECHT, Synd. p. 46. 47. Tab. V. fig. 15. k. m. BAHRDT, Tab. XIII. fig. 1. g. LODER, Tab. XX. fig. 2. n. 9.

§. 600.

ATTACHES. Une partie des premières et secondes phalanges, près de leur base, est couverte par un ligament vaginal, qui va du bord externe de l'os, par la surface antérieure à son bord interne. Son milieu qui répond à la surface antérieure, est moins large que ses deux extrémités qui se trouvent aux bords. Il est beaucoup plus considérable aux premières phalanges qu'aux secondes, et aux troisièmes il ne se trouve point du tout.

4) *Les Ligamens croisés.*

§. 601.

SYNONYMES. Ligamenta cruciformia, WEITBRECHT, Synd. p. 46. Tab. V. fig. 15. l. CAMPER, Dem. an. path. L. II. p. 5. f. 2. BAHRDT, Tab. XIII. fig. 1. k. o. p. LODER, Tab. XX. fig. 2. n. 10. 11.

§. 602.

ATTACHES. Le ligament croisé se trouve à la première phalange de chaque doigt. Il y est composé de deux bandelettes tendineuses, qui vont du ligament vaginal à l'anneau de la seconde jointure en se croisant, c'est à-dire, que la bandelette, qui vient du bord interne du ligament vaginal, se termine au bord externe de l'anneau de la jointure.

A la seconde phalange de chaque doigt, il n'y a qu'une bandelette, posée en diagonale.

Usages des Ligamens §. 594 — 601.

§. 603.

Les ligamens qui forment une gaine sur les tendons fléchisseurs des doigts, retiennent ces tendons dans leur situation naturelle, et empêchent qu'ils ne se dérangent, pendant que les muscles, auxquels les tendons appartiennent, meuvent les doigts. Les tendons se dérangent en effet, et se relachent, lorsque les gaines sont ouvertes; il est cependant essentiel, que leur direction ne soit pas changée, pendant que le muscle agit, puisque sa contraction ne peut avoir son effet qu'autant que les tendons conservent ce dégré de tension, qui résulte de leur situation naturelle.

D E S   M U S C L E S.

§. 604.

Dès que la peau est détachée de la surface antérieure de l'avant-bras, on apperçoit les muscles à travers les parties décrites jusqu'à présent. Ces muscles sont en général longs, charnus en haut, et terminés en bas par de longs tendons.

Ils sont distribués en deux *couches*, une *superficielle* et une *profonde.*

1. Les muscles de la couche superficielle commencent par un corps commun au condyle interne de l'humerus. Ce corps très-peu tendineux dans son origine, se divise en descendant en cinq portions, qui sont séparées par des continuations de l'aponeurose de l'avant-bras ; de ces cloisons naissent beaucoup de fibres musculaires, qui grossissent les portions, et forment avec elles les muscles suivans :

I. Le Cubital interne. §. 611.

II. Le Palmaire grêle. §. 614.

III. Le Fléchisseur sublime des doigts. §. 617.

IV. Le Radial interne. §. 625.

V. Le rond Pronateur. §. 628.

2. Les muscles de la couche profonde, sont :

VI. Le Fléchisseur profond des doigts. §. 632.

VII. Les Lombricaux. §. 638.

VIII. Le long Fléchisseur du pouce. §. 641.

IX. Le quarré Pronateur. §. 645.

§. 605.

Avant de disséquer ces muscles, il faut observer leurs *gaines muqueuses*, qu'il faut distinguer des gaines aponeurotiques. Celles - ci ne se trouvent qu'aux doigts, tandis que celles - là commencent à la partie charnue de chaque muscle, et accompagnent son tendon jusqu'à l'extrémité.

Nous savons que l'aponeurose de l'avant-bras

est très - subtile à son milieu et plus bas. Elle couvre cependant une membrane muqueuse, couchée immédiatement sur chaque muscle. On l'apperçoit en soufflant de l'air par une petite incision qu'on fait sur chaque tendon. L'air passe alors entre le tendon et la gaine, et lève celle-ci. De cette manière on voit que la gaine muqueuse commence à la fin de la portion charnue du muscle, continue par toute la longueur du tendon, et passe avec lui au doigt sous la gaine aponeurotique, En répétant la même opération sur deux tendons voisins, on observe que chacun est enfermé dans une gaine muqueuse, séparée l'une de l'autre par une cloison. Cette cloison peut être démontrée plus clairement, quand on a incisé deux gaines, situées l'une à côté de l'autre.

§. 606.

En conséquence de cet examen, on trouve des *gaines muqueuses* aux muscles suivans :

1) Au Cubital interne,

SYNONYMES. JANKE, Pr. p. XIV. a. et MONRO bursæ Tab. I. o.; ne décrivent point de gaine, mais une petite capsule muqueuse entre le tendon du cubital interne et l'os pisiforme, LODER, Tab. XLVIII. fig. 4. n. 15.

2) au palmaire grêle,
3) au fléchisseur sublime.

SYNONYMES. WINSLOW, Tr. des muscles, §. 317. ALBINI, H. M. L. III. c. 167. *Tunica mucosa*, WEITBRECHT, Synd. p. 51. JANKE, Pr. p. XIII. g h. i. FOURCROY, Ac. des sc. 1786. p. 41. MONRO, bursæ Tab. I. g. h. i. k. LODER, Tab. XLVIII. fig. 4. n. 9 — 12.

La structure de cette gaine est composée. Une gaine commune enveloppe d'abord le corps de ce muscle, et sa division en chefs. Ensuite chaque chef est enfermé par une gaine particulière. On s'assure de ces deux espèces de gaines, en soufflant sous la gaine du muscle qui n'est pas encore divisé, et puis en soufflant sous chaque division.

4) au Radial interne.

SYNONYMES. JANKE, Pr. p. XII. e. MONRO bursæ, T. I. n. FOURCROY, Ac. des Sc. 1786. p. 39. LODER, Tab. XLVIII. fig. 4. n. 4.

§. 607.

Pour parvenir aux gaines muqueuses de la couche profonde des muscles de l'avant-bras, il faut y procéder avant que la couche superficielle des muscles soit tout-à-fait deployée; car en travaillant à celle-ci, on détruit facilement les gaines de celle-là. On distingue deux gaines à la couche inférieure.

1) Au Fléchisseur profond.

SYNONYMES. MONRO, bursæ, Tab. I. 1.

m. paroît l'avoir indiqué. LODER, Tab. XLVIII. fig. 4. n. 13.

Cette gaine, composée comme celle du fléchisseur sublime, se manifeste en y soufflant de l'air par une incision qu'on fait sur un tendon à la partie inférieure de l'avant-bras.

2) au long Fléchisseur du pouce,

SYNONYMES. WINSLOW, Tr. des muscles, §. 301. MONRO, bursæ, Tab. I. f. LODER, Tab. XLVIII. fig. 4. n. 6.

§. 608.

PRÉPARATION. Pour disséquer maintenant les muscles, on sépare les tendons qui appartiennent aux différens muscles, en incisant de bas en haut, et laissant une partie de l'aponeurose de l'avant-bras sur chaque muscle auquel elle appartient. On sépare les muscles, jusqu'à ce que l'on parvient au corps commun, duquel ils prennent leur origine.

On sépare ensuite l'aponeurose palmaire, mais elle restera attachée au muscle palmaire cutané.

On incise enfin les gaines aponeurotiques des tendons des doigts.

Le Ligament propre du Carpe.

§. 609.

SYNONYMES. In interna brachialis regione ligamentum conspicitur, cæteris robustius, VESAL.

de C. H. F. L. II. c. 47. p. 267. Tab. IV. *Le ligament transversal interne du carpe*. WINSLOW, Tr. des os fr. §. 298. *Ligamentum carpi proprium*, WEITBRECHT, Synd. p. 41. Tab. V. f. 16. *L. c. internum*, CAMPER, Dem. an. path. L. I. p. 3. Tab. II. fig. 3. D. *Das innere Queerband der Handwurzel*, BAHRDT, Tab. XIII. fig. 1. LODER, Tab. XX. fig. 3. n. 19.

§. 610.

ATTACHES. Ce ligament paroît, dès que l'aponeurose palmaire est enlevée.

Il est épais, fort, d'un pouce de large, et attaché aux quatre tubercules du carpe, qui appartiennent aux os scaphoïde, trapèze, unciforme et pisiforme. Par ces attaches il forme un pont, sous lequel passent les tendons fléchisseurs, de l'avant-bras dans la main ; ces tendons y sont entourés d'une masse de graisse, et de leurs gaines muqueuses. La surface antérieure du ligament sert aussi d'attache aux muscles de pouce et du petit doigt.

I. LE CUBITAL INTERNE.

§. 611.

SYNONYMES. Brachiale moventium primus, VESAL. de C. H. F. L. II. c. 44. p. 261. Tab. IV. *Ulnaris internus*, EUSTACHIUS, Tab. XXVIII. 34. XXX. *Carpi flexor internus*, CASSERIUS, L. IV.

Tab. 22. fig. 1. k. SPIEGEL, de C. H. F. L. IV.
c. 17. p. 121. *Cubiteus internus*, RIOLAN. Anthrop.
L. V. c. 27. *Flexor carpi ulnaris*, BIDLOO, T. 64.
W. COWPER, anat. eod.; Myot. 1724. c. 30.
Tab. 49. 53. *Le cubital interne*, WINSLOW, Tr.
des muscles, §. 269. GAUTIER, Ess. d'anat. T. XVI.
119. *Ulnaris internus*, ALBINI, H. M. L. III.
c. 163. *ej.* Tab. M. I. II. A. B. XII. fig. 10. 11.
CAMPER, Dem. an. path. L. I. p. 4. Tab. I. f. 2.
L. M. JADELOT, Tab. III. 60. *Der innere Ellen-
bogen - Muskel*, BAHRDT, Tab. V. fig. 7. 8. Synt.
T. I. LODER, Tab. XXVI. 100. XL. fig. 10. 11.

§. 612.

ATTACHES. Ce muscle est le premier de ceux
qui forment la couche supérieure, c'est-à-dire,
le plus près de l'os du coude.

Son origine en partie tendineuse, et en partie
charnue, est au condyle interne de l'humerus; il
descend au bord interne de l'os du coude, couvert par une portion de l'aponeurose de l'avant-
bras; il devient de plus en plus grêle, à mesure
qu'il s'avance vers la main; il forme bientôt un
tendon, accompagné long-temps de fibres musculaires; le tendon se termine enfin à l'os pisiforme.

§. 613.

USAGES. Il fléchit la main en avant et en dedans, c'est-à-dire, vers l'os du coude.

II. LE

II. LE PALMAIRE GRÊLE.

§. 614.

SYNONYMES. Musculus, nervosa sua exilitate mediæ volæ, et internæ digitorum sedis cuti subnatus, VÉSAL. de C. H. F. L. II. c. 41. T. I. Y. *Latescentis cordæ musculus,* FALLOPP. Obs. an. p. 721. *Palmaris longus,* EUSTACHIUS, Tab. XXVIII. 33. XXX. *Musculus lati tendinis, Palmaris,* CASSERIUS, L. IV. Tab. 21. D. E. F. SPIEGEL, de C. H. F. L. IV. c. 18. p. 122. RIOLAN, Anthrop. L. V. c. 28. BIDLOO, T. 64. F. COWPER, anat. eod. *Palmaris longus,* COWPER, Myot. 1724. c. 27. Tab. 49. 51. *Le Cubital grêle, nommé communément long palmaire,* WINSLOW, Tr. des musc. §. 283. *Le grand palmaire,* GAUTIER, Ess. d'anat. T. XVII. 132. *Palmaris longus,* ALBINI H. M. L. III. c. 164. *ej.* Tab. M. I. XX. fig. 26. CAMPER Dem. an. path. L. I. p. 3. Tab. I. fig. 2. I. K. JADELOT, Tab. III. 57. *Der lange flache Handmuskel,* BAHRDT, Tab. IV. fig. 1. Synt. Tab. I. LODER, Tab. XXVI. 86. XLI. fig. 26.

§. 615.

ATTACHES. Ce foible muscle commence du condyle interne de l'humerus, à côté du précédent muscle ; il n'a qu'un pouce de longueur et quelques lignes d'épaisseur ; il forme ensuite un tendon, qui descend à plat sur la surface antérieure

F

de l'avant-bras, et qui se termine au commencement du carpe dans l'aponeurose palmaire. (§. 591.)

§. 616.

Il tend tant soit peu cette aponeurose. Cette action est cependant très-peu conséquente. Aussi le muscle manque-t-il quelque fois, ce que j'ai vû aux deux bras du même cadavre. COLUMBUS (de R. anat. L. V. c. 33.) observe que ces muscles ont manqué aux avant-bras de plusieurs voleurs de réputation, qu'il a disséqué en différentes villes ; il me paroît en entrant dans les vues de Columbus, que ces gens devroient plutôt avoir ces muscles, beaucoup plus robustes que les autres hommes.

III. LE FLÉCHISSEUR SUBLIME DES DOIGTS.

§. 617.

SYNONYMES. Primus manus digitos movens, VESAL. de C. H. F. L. II. c. 43. p. 253. Tab. V. ⊖ *Sublimis,* EUSTACHIUS, Tab. XXX. 3. 19. *Flexor secundi internodii,* CASSERIUS, L. IV. T. 22. f. 1. D. f. 2. B. SPIEGEL, de C. H. F. L. IV. c. 19. p. 123. *Sublimis,* RIOLAN, Anthrop. L. V. c. 29. *Perforatus,* BIDLOO, T. 67. A. COWPER, anat. eod.; Myot. 1724. c. 28. Tab. 2. 49. 51. *Le Perforé, communément le sublime,* WINSLOW, Tr. des muscles, §. 315. GAUTIER, Ess. d'anat. Tab. XVII. 134. *Sublimis,* ALBINI H. M. L. III.

c. 167. *ej.* Tab. M. I. XX. fig. 4. et 5. CAMPER, Dem. an. path. L. I. p. 4. T. I. fig. 2. JADELOT, Tab. III. 59. *Der hoch liegende Muskel*, BAHRDT, Tab. IX. fig. 1. 2. Synt. Tab. I. LODER, Tab. XXVI. 89. 90. XLI. fig. 4.

§. 618.

ATTACHES. Il commence à côté du précédent du condyle interne de l'humerus, et des os du coude et du rayon, et descend sur le milieu de la surface antérieure de l'avant-bras; il se divise chemin faisant en quatre chefs, qui ne se forment cependant pas dans le même ordre, qu'ils observent en allant aux doigts.

§. 619.

Les chefs se changent en tendons vers l'extrémité inférieure de l'avant-bras. Ces tendons passent sous le ligament propre du carpe, enveloppés de leurs gaines muqueuses, et de beaucoup de graisse, et se séparent ensuite, pour gagner le second, troisième, quatrième et cinquième doigt. Après que les tendons se sont séparés, on voit clairement que chacun est enveloppé d'une gaine muqueuse, qui lui est propre. Au doigt chaque tendon entre dans sa gaine aponeurotique, toujours accompagné de la gaine muqueuse.

§. 620.

Pendant que le tendon va sur la première

F 2

phalange du doigt, il se fend pour donner passage au tendon du muscle fléchisseur profond, et ensuite les jambes se réunissent derechef.

§. 621.

Après la réunion, le tendon donne une *bandelette*, (*Cordula*, ALBINUS, H. M. c. 167. *Ligamentulum longum*, WEITBRECHT, p. 52. Tab. V. f. 17. l. *Deux cordelettes tendineuses*, FOURCROY, Ac. des Sc. 1786. p. 43.) grêle, qui va en arrière, et s'attache au côté de la première phalange, près de sa base.

Quelquefois cette bandelette manque, ou elle est double.

§. 622.

Quand le tendon s'est avancé à l'articulation de la première phalange avec la seconde; il y est d'abord retenu par une petite membrane ligamenteuse et mince, (*Membrana tendinosa*, ALBINUS, H. M. cap. 167. *Ligamentum breve*, WEITBRECHT p. 52. Tab. V. fig. 17. a. b. *Une membrane molle*, FOURCROY, Ac. des Sc. 1786. p. 44.

§. 623.

Enfin le tendon s'attache à cette seconde phalange, s'y dilate, afin que le tendon du muscle profond soit placé plus commodément, et se termine en croisant ses fibres, pour que l'attache soit plus forte.

§. 624.

USAGES. Il fléchit le doigt et la seconde phalange en particulier.

IV. LE RADIAL INTERNE.

§. 625.

SYNONYMES. Secundus brachiale moventium , VÉSAL. de C. H. F. L. II. c. 44. p. 262. Tab. III. A *Radialis internus ,* EUSTACHIUS, T. XXVIII. 32. XXX Ω *Carpi flexor externus ,* CASSERIUS, L. IV. T. 22. fig. 1. L. SPIEGEL, de C. H. F. L. IV. c. 17. p. 121. *Radieus internus ,* RIOLAN , Anthrop. L. V. c. 27. *Flexor carpi radialis ,* BIDLOO, T. 64. G. COWPER, anat. eod. ; Myot. 1724. c. 30. Tab. 49. 53. *Le Radial interne ,* WINSLOW. Tr. des musc. §. 272. GAUTIER, Ess. d'anat. T. XVI. 120. *Radialis internus ,* ALBINI H. M. L. III. c. 165. *ej.* Tab. M. I. XIX. fig. 9. CAMPER , Dem. an. path. L. I. p. 3. T. I. fig 2. G. H. JADELOT, Tab. III. 56. *Der innere Speichen-Muskel ,* BAHRDT, Tab. V. fig. 6. Synt. Tab. I. LODER, Tab. XXVI. 85. XL. fig. 9.

§. 626.

ATTACHES. Il commence à côté du précédent du corps musculaire commun, qui provient du condyle interne de l'humerus, et il descend sur la surface antérieure du rayon, au milieu duquel il se convertit en tendon. Ce tendon continue sur et à côté du ligament propre du carpe, passe sous le muscle court abducteur du pouce ; entre dans la gouttière de l'os trapéze, et se termine à la base du second et troisiéme os du metacarpe, comme on verra dans la suite. (§. 763.)

§. 627.

USAGES. Il fléchit la main en avant et vers le côté externe, qui est celui du rayon.

V. LE ROND PRONATEUR.

§. 628.

SYNONYMES. Tertius, radium in pronum agens, VÉSAL. de C. H. F. L. II. c. 45. p. 263. Tab. VII. Q. *Pronator rotundus,* EUSTACHIUS, Tab. XXVII. 31. XXX. *Secundus radii pronator, teres,* CASSERIUS, L. IV. Tab. 24. f. 1. C. SPIEGEL, de C. H. F. L. IV. c. 16. p. 120. *Superior pronator, rotundus,* RIOLAN, Anthrop. L. V. c. 26. BIDLOO, T. 64. E. COWPER, anat. eod.; *Pronator radii teres,* COWPER, Myot. 1724. c. 31. Tab. 49. 54. *Le Pronateur rond, ou l'oblique,* WINSLOW, Tr. des muscl. §. 259. GAUTIER, Ess. d'anat. T. XVI. 117. *Pronator teres,* ALBINI H. M. L. III. c. 166. *ej.* Tab. M. I. IX. XIX. fig. 19. 20. CAMPER, Dem. an. path. L. I. p. 3. Tab. I. f. 2. D. E. F. JADELOT, Tab. III. 55. *Der runde vorwärts-Wender,* BAHRDT, Tab. V. fig. 2. 3. Synt. Tab. I. LODER, Tab. XXVI. 83. XL fig. 19. 20.

§. 629.

ATTACHES. Il est le dernier et le plus externe des muscles qui sont fournis par le corps musculeux commun, attaché au condyle interne de l'humerus. Après qu'il s'est détaché du radial interne, il forme un corps cylindrique, qui se porte très-obliquement du dedans en dehors, gagne le milieu du rayon, se tourne autour de cet os de devant en arrière, et s'y termine à la surface postérieure. Ce muscle est charnu dans toute sa longueur, son attache au rayon se fait encore en partie par des fibres musculaires; son extrémité seulement forme un tendon fort, attaché au rayon.

§. 630.

USAGES. Les contractions du rond pronateur, lèvent le rayon, quand la main est couchée sur le dos, elles tournent cet os sur celui du coude, vers le côté interne, et jettent la main sur sa paume; elles effectuent donc, ce qu'on appelle la pronation.

§. 631.

PRÉPARATION. Pour parvenir à la couche profonde des muscles antérieurs de l'avant-bras (§. 604.), il suffit de lever, et d'écarter la couche superficielle, sans y rien couper.

VI. LE FLÉCHISSEUR PROFOND DES DOIGTS.

§. 632.

SYNONYMES. Secundus, manus digitos movens, VÉSAL. de C. H. F. L. II. c. 43. p. 253. T. VI. *Profundus*, EUSTACHIUS, Tab. XXXVIII. L. *Flexor tertii internodii*, CASSERIUS, L. IV. Tab. 22. fig. 2. D. Tab. 23. fig. 1. D. SPIEGEL, de C. H. F. L. IV. c. 19. p. 123. *Profundus*, RIOLAN, Anthrop. L. V. c. 29. *Perforans*, BIDLOO, T. 67. F. COWPER anat. eod.; Myot. 1724. c. 28. Tab. 21. 51. *Le Perforant*, *communément le profond*, WINSLOW, Tr. des muscl. §. 322. GAUTIER, Ess. d'anat. T. XVII. 135. *Profundus*, ALBINI H. M. L. III. c. 168. EJ. Tab. M. III. C — M. XX fig. 3. JADELOT, Tab. V. 46. *Der tief liegende Muskel*, BAHRDT, Tab. IX. fig. 3. 4. Synt. Tab. I. LODER, Tab. XXVI. 91. 92. XLI. fig. 3.

§. 633.

ATTACHES. Le muscle couvert par le sublime (§. 617.), prend son origine de l'os du coude, au-dessus de la moitié, dès que le sublime cesse d'en tirer des fibres. Une partie du profond commence aussi du ligament interosseux. Le muscle descend ensuite le long de ce ligament, et de l'os du coude. Pendant ce trajet il se divise en quatre portions, qui dégénèrent bientôt en ten-dons, de manière cependant, que ces tendons sont accompagnés de fibres musculaires, jusqu'au bas de l'avant-bras, et forment par conséquent des muscles penniformes.

§. 634.

Les tendons passent sous le ligament propre du carpe, et sous les tendons du sublime, pour se rendre à la paume de la main. Ils sont enveloppés dans tout leur trajet de la gaine muqueuse (§. 607.) Dans le creux de la main ils s'écartent et gagnent les quatre doigts après le pouce, ensorte que le tendon qui descendoit le plus près du rayon se porte au doigt indicateur.

§. 635.

Au doigt, chaque tendon est enveloppé de la gaine aponeurotique (§. 594.), et couvert d'abord par le tendon du sublime; sur le milieu de la première phalange, il passe par l'intervale des jambes, qu'y forme le tendon du sublime, s'avance ensuite sur la seconde phalange, et se termine au milieu de la troisième.

§. 636.

Chaque tendon est retenu par quelques *bandelettes*, semblables à celles qu'on a vu (§. 621.) Il y en a communément deux longues, dont l'une s'y porte de la première phalange, et l'autre de la seconde; elles manquent cependant quelquefois toutes les deux. La troisième bandelette,

forme une membrane ligamenteuse, qui va au
tendon de l'extrémité de la seconde phalange, et
ne manque jamais.

§. 637.

USAGES. Il fléchit les doigts en général, et leur
troisième phalange en particulier.

VII. LES LOMBRICAUX.

§. 638.

*SYNONYMES. Musculi quatuor digitos pollici
adducentes*, VESAL, de C. H. F. L. II. c. 43.
p. 260. Tab. VI. *Quatuor, qui ... cordis mus-
culi, tertium internodium flectentis, inhaerent*,
FALLOPP. Obs. an. p. 722. *Lumbricales manus*,
EUSTACHIUS, T. XXXII. 51 — 54. XXXVIII.
M — P. *Flectentes primum internodium, lumbricales
dicti*, CASSERIUS, L. IV. T. 23. f. 1. F. SPIE-
GEL, de C. H. F. L. IV. c. 19. p. 123. *Lumbricales*, RIOLAN, Anthrop. L. V. c. 29. BIDLOO,
T. 67. M. COWPER, anat. eod.; Myot. 1724. c. 28.
Tab. 51. 52. *Les lombricaux*, WINSLOW, Tr.
des muscles, §. 335. *Les Vermiculaires.* GAUTIER,
Ess. d'anat. Tab. XVII. 136. *Lumbricales manus*,
ALBINI H. M. L. III. c. 171. *ej.* Tab. M. III.
e. f. XX. fig. 3. CAMPER, Dem. an. path. L. I.
p. 3. Tab. II. f. 3. N. O. P. Q. Camper a observé
un cas, où le second et le troisième lombrical se
sont attachés au doigt du milieu, et le quatrième

au cinquième doigt; de manière que le quatrième doigt n'avoit point de lombrical, v. T. I. fig. 2. JADELOT, Tab. XIII. fig. IV. 1 — 4. *Der Regenwurm-Muskel*, BAHRDT, Tab. IX. fig. 3. Synt. Tab. I. LODER, Tab. XXV. 95. 96. XLI. fig. 3.

§. 639.

ATTACHES. Chacun des quatre tendons du fléchisseur profond, donne un petit muscle grêle, pendant qu'il traverse le creux de la main. Ce muscle accompagne le coté externe du tendon, et se rend au même doigt. Il s'y termine par un tendon, qui s'attache au côté externe de la première phalange du doigt, et glisse sur elle vers le dos, où il s'unit au tendon du muscle extenseur.

§. 640.

USAGES. Il fléchit la première phalange du doigt, et l'approche du pouce.

Chaque doigt a donc trois fléchisseurs, le muscle lombrical appartient à la première phalange, le fléchisseur sublime à la seconde, et le fléchisseur profond à la troisième.

VIII. LE LONG FLÉCHISSEUR DU POUCE.

§. 641.

SYNONYMES. Tertius manus digitos movens, VESAL. de C. H. F. L. II. c. 43. p. 254. Tab. VI. *Flexor longus pollicis manus*, EUSTACHIUS, Tab.

XXXVIII. K. S. S. T. *Tertii internodii pollicis fle-xor*, CASSERIUS, L. IV. T. 22. H. SPIEGEL, de C. H. F. L. IV. c. 19. p. 124. *Flectens pollicem*, RIOLAN, Anthrop. L. V. c. 30. *Flexor tertii inter-nodii*, s. *Longissimus pollicis*, COWPER, Myotom. 1724. c. 29. Tab. 2. 3. 6. 53. *Le long fléchisseur du pouce*, WINSLOW, Tr. des muscles, §. 300. *Le fléchisseur du pouce*, GAUTIER, Ess. d'anat. T. XVII. 123. *Flexor longus pollicis manus*, ALBINI, H. M. L. III. c. 169. *ej.* Tab. M. III. XX. fig. 21. JADELOT, Tab. V. 44. *Der lange Bieger des Daums der Hand*, BAHRDT, Tab. IX. fig. 5. Synt. Tab. I. LODER, Tab. XXVI. 97. 98. XLI. fig. 21.

§. 642.

ATTACHES. De même que le profond tiroit son origine de l'os du coude, le long fléchisseur du pouce commence à celui du rayon, sous le muscle radial interne, et le court supinateur; une partie de ses fibres provient aussi du ligament interosseux. Delà il descend le long de ce ligament et de l'os du rayon, et se change en un tendon, qui passe dans la main, sous le ligament propre du carpe, et y est enfermé dans une gaine aponeurotique particulière.

§. 643.

Le tendon passe ensuite par un canal, formé par la gouttière de l'os trapéze, et un ligament, qui la couvre. Delà il traverse le muscle court fléchisseur du pouce, marche sur la première phalange de ce doigt, et s'attache en s'élargissant à la seconde. Dés qu'il est arrivé à la première phalange, il y envoie une *membrane*, décrite par ALBINUS, et plus particulièrement par FOURCROY, (Ac. des. Sc. 1786. p. 45.) Cette membrane, qui ne paroît former qu'une feuille au tendon, s'épanouit vers la phalange en deux lames, entre lesquelles on observe un petit appareil synovial. Sur le pouce, le tendon est enfermé dans une gaine aponeurotique, (§. 594.), et accompagné de sa gaine muqueuse (§. 607.)

§. 644.

USAGES. Ce muscle fléchit le pouce, et surtout sa seconde phalange. Son action peut être observée tout au long, dans le vivant, quand on meut la seconde phalange du pouce, placée sur le doigt indicateur, pendant que le poing est fermé.

IX. LE QUARRÉ PRONATEUR.

§. 645.

SYNONYMES. Primus radium in pronum agens, VESAL. de C. H. F L. II. c. 45. p. 263. Tab. VII. X. *Pronator quadratus,* EUSTACHIUS, T. XXXVIII. V. *Primus radium pronans, quadratus,* CASSERIUS, L. IV. Tab. 24. fig. 1. K. SPIEGEL, de C. H. F. L. IV. c. 16. p. 120. *Inferior pronator,*

quadratus, RIOLAN, Anthrop. L. V. c. 26. COW-
PER, Myot. 1724. c. 31. Tab. 3. 54. *Le pronateur
quarré*, WINSLOW, Tr. des muscles, §. 262.
GAUTIER, Ess. d'anat. T. XVI. 118. *Pronator
quadratus*, ALBINI H. M. L. III. c. 170. *ej.*
Tab. M. III. IV. g — k.; XIX. fig. 21. 22.
JADELOT, Tab. V. 47. *Der vierekigte vorwärts-
Wender*, BAHRDT, T. X. fig. 3. 4. Synt. T. I.
LODER, T. XXVII. 59. XL. fig. 21. 22.

<h3 style="text-align:center">§. 646.</h3>

ATTACHES. Il est posé en travers à la partie
la plus inférieure de l'avant - bras; sa figure est
quarrée. Il commence de l'os du coude par dés
fibres tendineuses, qui se changent bientôt en
charnues, et se portent ensuite dans une direction horizontale vers le rayon, où elles se terminent.

<h3 style="text-align:center">§. 647.</h3>

USAGES. Il approche les deux os de l'avant-
bras, l'un de l'autre; ainsi lorsque la main est
couchée sur le dos, ou en supination, le rayon,
qui est l'os mobile, est levé et porté sur le
coude, et par-là la main, qui suit le rayon, est
tournée sur la peaume, et fait la pronation.

TREIZIÈME LEÇON.

MUSCLES POSTÉRIEURS DE L'AVANT-BRAS.

§. 648.

PRÉPARATION. La peau qui couvre cette portion postérieure de l'avant-bras, sera disséquée, en observant les précautions récommandées §. 583.

§. 649.

Alors on voit les muscles couverts
1. de l'Aponeurose de l'avant-bras. §. 650.
2. du Ligament dorsal du carpe. §. 651.

1. *L'Aponeurose de l'avant-Bras.*

§. 650.

De la surface antérieure de l'avant-bras, l'aponeurose (§. 585.) se tourne vers la surface postérieure par le côté radial et cubital, et y fait de semblables fonctions.

2. *Le Ligament dorsal du carpe.*

§. 651.

SYNONYMES. *In externis cubiti partibus, qua brachiali articulantur, sex transversa ligamenta sese* *offerunt. Hæc, si in superficie tantum spectantur, unicum esse videbuntur.* VESAL. de C. H. F. L. II. c. 47. p. 267. Tab. II. 1 — 6. EUSTACHIUS Tab. XXVIII. 54. *Le grand ligament oblique du poignet,* WINSLOW, Tr. des os tr. §. 288. *Ligamentum commune carpi dorsale,* WEITBRECHT, Synd. p. 38. Tab. IV. fig. 14. `Das äussere Armband,* BAHRDT, Tab. XIV. fig. 1. 2. LODER, Tab. XX. fig. 1. n. 3.

§. 652.

ATTACHES. Ce ligament, composé de fibres brillantes et transversales, occupe l'extrémité inférieure de l'avant-bras, et une partie du carpe; il est attaché d'une part à l'os du coude, et de l'autre à celui du rayon.

Sa surface postérieure, ou celle qui est couverte par la peau, est lisse, mais l'antérieure qui couvre les muscles, se prolonge entre les tendons; et y forme six gaines, dans lesquelles se trouvent les tendons dans l'ordre suivant. La gaine du tendon du 1) long abducteur, et du petit extenseur du pouce; 2) des deux radiaux externes; 3) du long extenseur du pouce; 4) de l'extenseur commun des doigts, et de l'extenseur propre du doigt indicateur; 5) de l'extenseur du doigt auriculaire; 6) du cubital interne.

DES

DES MUSCLES.

§. 653.

Ces muscles sont disposés en deux couches, comme les antérieurs.

1) à la couche superficielle se trouvent:

I. Le long Supinateur. §. 656.

II. Le long Radial externe. §. 659.

III. Le court Radial externe. §. 662.

IV. L'Extenseur commun des doigts. §. 665.

V. L'Extenseur propre de l'auriculaire. §. 669.

VI. Le Cubital externe. §. 672.

VII. Le petit Anconé. §. 675.

Tous ces muscles, à l'exception des deux premiers, commencent par un corps musculeux commun du condyle externe de l'os du bras.

2) à la couche profonde se trouvent:

VIII. Le court Supinateur. §. 678.

IX. Le long Abducteur du pouce. §. 682.

X. Le petit Extenseur du pouce. §. 685.

XI. Le long Extenseur du pouce. §. 689.

XII. L'Extenseur du doigt indicateur. §. 692.

§. 654.

Les tendons des muscles que je viens de nommer, sont garnis de *gaines muqueuses*, semblables à celles qui ont été décrites (§. 605.) Ces gaines se trouvent sous l'aponeurose de l'avant-bras, et sous le ligament dorsal du carpe. Il n'est cependant guères possible, de séparer l'aponeu-

G

rose des gaines, quand même on y procède avec la dernière précaution. Quand on souffle l'air par une incision faite à la gaine sur un tendon, il éléve communément l'aponeurose en même teins jusqu'à l'extrémité supérieure de l'avant-bras.

§. 655.

Les muscles de l'avant-bras, divisés en deux couches, portent leurs tendons à la surface, de manière qu'à l'extrémité inferieure de l'avant-bras, les tendons de la couche profonde sont situés à côté de ceux qui appartiennent à la couche superficielle. Ils sont enveloppés de gaines muqueuses, qui les accompagnent dans les gaines aponeurotiques, formées par le ligament dorsal du carpe (§. 651.) En conséquence il y a *la gaine muqueuse*

1) *du long abducteur et du petit extenseur du pouce.*

MONRO, bursæ, Tab. II. Q. FOURCROY, Ac. des Sc. 1786. p. 47. KOCH, Diss. p. 39. n. 8. LODER, Tab. XLVIII. fig. 3. n. 2.

Cette gaine, qui enveloppe d'abord les tendons des deux muscles, se divise au pouce lorsque les deux tendons s'écartent.

2) *du long extenseur du pouce.*

MONRO, Tab. II. U. V. FOURCROY, p. 48. KOCH, n. 13. 14. LODER, Tab. XLVIII. fig. 3. n. 12. 13.

3) *des deux radiaux externes.*

ALBINUS, H. M. L. III. c. 153. JANKE,
Pr. p. XII. a — d. MONRO Tab. II. R. S. T.
FOURCROY, p. 46. KOCH, n. 9 — 12. LO-
DER, Tab. XLVIII. fig. 3. n. 10.

4) *de l'extenseur commun des doigts.*

JANKE, Pr. p. XIII. k. p. XIV. c. MONRO,
Tab. II. W. FOURCROY, p. 48. KOCH, p. 40.
n. 15. LODER, Tab. XVIII. fig. 3. n. 16.
    Celle-ci et la précedente se divise comme 1).

5) *de l'extenseur du doigt auriculaire.*

MONRO, Tab. II. Y. KOCH, n. 16. LODER,
Tab. XLVIII. fig. 3. n. 18.

6) *du cubital interne.*

JANKE, p. XIV. b. MONRO, Tab. II. Z.
FOURCROY, p. 49. KOCH, n. 17. LODER,
Tab. XLVIII fig. 3. n. 20.

I. LE LONG SUPINATEUR.

§. 656.

SYNONYMES. Secundus radium in supinum agens,
VESAL. de C. H. F. L. II. c. 45. p. 263. Tab.
VI. A. *Supinator longus,* EUSTACHIUS, Tab.
XXVIII. 30. XXX. 1. *Supinatorum primus, s.
longior,* CASSERIUS, L. IV. Tab. 28. fig. 1. C.
fig. 2. D. SPIEGEL, de C. H. F. L. IV. c. 17.
p. 121. RIOLAN, Anthrop. L. V. c. 26. COW-
PER, anat. Tab. 69. P. *Supinator radii longus,*
COWPER, Myot. 1724. c. 31. Tab. 49. 54. *Le*

long, *ou grand Supinateur*, WINSLOW, Tr. des muscl. §. 254. GAUTIER, Ess. d'anat. T. XVI. 115. *Supinator longus*, ALBINI, H. M. L. III. c. 152. *ej.* Tab. M. I. V. XIX. fig. 16. CAMPER, Dem. an. path. L. I. p. 4. fig. 2. A. B. JADELOT, Tab. III. 54. VII. 39. *Der lange Rukwärts - Wender*, BAHRDT, Tab. V. fig. 1. Synt. Tab. I. LODER, Tab. XXVIII. 65. XL. fig. 16.

§. 657.

ATTACHES. Il commence de l'angle externe de l'os du bras, au tiers inférieur de sa longueur, et de la face antérieure du ligament intermusculaire (§. 698.) Son attache, légèrement tendineuse, y occupe la largeur d'un pouce. Il se rétrécit de suite, se tourne sur la face dorsale de l'avant-bras, et descend le long du rayon, où il forme un tendon long et mince, qui s'attache à l'apophyse styloïdienne du rayon.

§. 658.

USAGES. Ce muscle fléchit d'abord l'avant-bras sur le bras.

Lorsque la main est couchée sur la paume, et que le rayon est tourné à l'intérieur vers le corps, ce muscle lève le rayon et le pouce, les tourne à l'extérieur sur le coude, et renverse la main sur son dos.

Et lorsque la main est couchée sur le dos, le muscle peut encore lever le rayon, mais il n'est

pas en état de renverser la main tout-à-fait sur
la paume. De manière qu'il est également supinateur et pronateur, mais qu'il n'exerce cette
dernière fonction qu'imparfaitement.

II. LE LONG RADIAL EXTERNE.

§. 659.

SYNONYMES. Une partie du *Quartus brachiale
moventium*, VESAL. de C. H. F. L. II. c. 44. p. 262.
Tab. XI. A *Radialis externus longior*, EUSTA-
CHIUS, Tab. XXVIII. 29. 5o. XXIX. 29. 31. Celui-ci et le suivant sont le *Extendentium carpum
exterior*, CASSERIUS, L. IV. Tab. 27. fig. 2. B.
SPIEGEL, de C. H. F. L. IV. c. 17. p. 121. Celui-
ci et le suivant *Radieus externus*, s. *bicornis*,
RIOLAN. Anthrop. L. V. c. 27. *Portio supinatoris
brevis*, BIDLOO, T. 69. F. *Radialis extensor carpi
supremus*, COWPER, anat. Tab. 69. F. Myot.
1724. c. 30. Tab. 49. 53. *Le premier radial externe*, WINSLOW, Tr. des muscles, §. 278. GAU-
TIER, Ess. d'anat. T. XVI. 122. *Radialis externus
longior*, ALBINI, H. M. L. III. c. 153. *ej.* Tab.
M. IV. Q — U. VII. B — F. XIX. fig. 13. 14.
JADELOT, Tab. VII. fig. 40. *Der äussere längere
Speichen-Muskel*, BAHRDT, Tab. VIII. fig. 3. 4.
Synt. T. I. LODER, Tab. XXVIII. 66. 67. XL.
fig. 13. 14.

§. 660.

ATTACHES. Il commence entre le précédent

muscle et le condyle externe du bras, et comme ce dernier muscle de l'angle et du ligament inter-musculaire externe. Son ventre se tourne sur la face postérieure de l'avant-bras, et y descend le long du rayon. Vers la moitié de cet os, il se change en un tendon, qui passe par une gaine que le ligament dorsal du carpe lui fournit, et parvient par-là dans le carpe, où il s'attache à la base de l'os du métacarpe, qui appartient au doigt indicateur.

REMARQUE.

§. 661.

Les cinq muscles suivans de la couche superficielle commencent du condyle externe de l'humerus, par un corps musculeux commun. Le corps y prend naissance par de courtes fibres tendineuses. Il se divise bientôt en cinq portions, séparées l'une de l'autre par une cloison aponeurotique, fournie de l'aponeurose de l'avant-bras.

III. LE COURT RADIAL EXTERNE.

§. 662.

SYNONYMES. Radialis externus brevior, EUSTACHIUS, Tab. XXIX. 29. 30. XXXVII. F. *Cubitæus externus,* BIDLOO, T. 69. D. *Radialis extensor carpi alter,* COWPER, anat. eod.; Myot. 1724. c. 30. Tab. 49. 53. *Le second radial externe,* WINSLOW, Tr. des muscles, §. 278. GAUTIER, Ess. d'anat. Tab. XVI. 122. *Radialis externus*

brevior, ALBINUS, H. M. L. III. c. 153. *ej.* Tab.
M. VI. V. W. X.; VII. G. H I.; XIX. fig. 11.
12. JADELOT, Tab. VII. 43. *Der äussere kürzere
Speichen-Muskel*, BAHRDT, Tab. VIII. fig. 5. 6.
Synt. Tab. I. LODER, Tab. XXVIII. 68. 69.
XL. fig. 11. 12.

§. 663.

ATTACHES. Il est le premier des cinq muscles
qui descendent du condyle externe de l'humerus.
Quand il s'est détaché des autres, il descend sur
la face dorsale du rayon, à côté du précédent,
mais plus près du coude. Son tendon commence
plus tard que celui du précédent, et il le suit
dans la même gaine aponeurotique. Enfin il se
termine à la base de l'os du metacarpe, qui répond au doigt du milieu.

§. 664.

USAGES. Les deux muscles radiaux externes
fléchissent la main en arrière vers la face dorsale,
et en même tems en dehors vers le rayon.

IV. L'EXTENSEUR COMMUN DES DOIGTS.

§. 665.

SYNONYMES. Primus digitos extendentium, qui
est le *decimus septimus moventium digitos*, VÉSAL.
de C. H. F. L. II. c. 43. p. 257. Tab. IX. Z.
Extensor communis digitorum manus, EUSTACHIUS,
Tab. XXVIII. 45. *Primus digitorum extensor*,

CASSERIUS, L. IV. Tab. 24. f. 2. D. SPIEGEL, de C. H. F. L. IV. c. 20. p. 124. *Extensor communis magnus*, RIOLAN, Anthrop. L. V. c. 29. BIDLOO, T. 69. G. COWPER, anat. eod.; Myot. 1724. c. 28. Tab. 5. 7. 49. 52. *L'extenseur des quatre doigts*, WINSLOW, Tr. des muscl. §. 326. *L'extenseur commun*, GAUTIER, Ess. d'anat. T. XVII. 137. *Extensor communis digitorum manus*, ALBINI H. M. L. III. c. 154. *ej.* Tab. M. V. d — s. XX. fig. 1. JADELOT, Tab. VII. 49. 50. *Der gemeinschaftliche Ausstreker der Finger der Hand*, BAHRDT, Tab. VII. fig. 2. Synt. Tab. III. LODER, Tab. XXVIII. 75. XLI. fig. 1.

§. 666.

ATTACHES. Il commence à côté du précédent du corps musculaire, attaché au condyle externe de l'humerus. Quand il s'en est séparé, il descend par le milieu de la face postérieure de l'avant-bras. Il s'y divise en quatre portions, qui se changent en tendons vers l'extrémité inférieure de l'avant-bras; mais qui sont encore unies ensemble. Ces tendons passent ainsi par leur gaine sous le ligament dorsal du carpe. Au carpe, ils se séparent, et gagnent le second, troisième, quatrième et cinquième doigt.

§. 667.

Ces tendons sont presque toujours liés l'un à l'autre sur le carpe, par des fibres tendineuses transverses. Chaque tendon passe sur les trois phalanges des doigts. Il se dilate, dès qu'il est parvenu à la première, s'y attache tout le long, et s'unit aux capsules articulaires des phalanges, et aux tendons des muscles lombricaux et inter-osseux. A la fin de la première phalange, le tendon, toujours collé sur elle, se divise en trois branches ; celle du milieu passe à la seconde phalange, et s'y termine ; les deux branches laté-rales s'avancent par la seconde phalange, à la troisième, s'y réunissent et s'y terminent.

§. 668.

USAGES. Ce muscle étend les phalanges des quatre doigts. Il les étend ensemble, à cause de l'union des tendons. On ne peut pas étendre le troisième et le quatrième doigt séparément, mais le second et le cinquième, parce que ces deux doigts ont chacun un extenseur propre, outre ce qui reçoivent de l'extenseur commun.

V. L'EXTENSEUR PROPRE DE L'AURICULAIRE.

§. 669.

SYNONYMES. Decimus octavus digitos moven-tium VESAL. de C. H. F. L. II. c. 43. p. 248. Tab. IX. ⊖ *Extensor proprius auricularis*, EUSTACHIUS, Tab. XXVIII. 53. XXIX. 28. *Secundus digitorum extensor*, CASSERIUS, L. IV. T. 24. f. 2. N. SPIE-GEL, de C. H. F. L. IV. c. 20. p. 124. *Extensor proprius auricularis*, RIOLAN, Anthrop. **L. V.** c. 29. *Extensor digiti minimi*, COWPER, anat. T. 69. M. Myot. 1724. c. 28. Tab. 5. 7. 8. 52. *L'extenseur propre du petit doigt*, WINSLOW, Tr. des muscles, §. 333. GAUTIER, Ess. d'anat. Tab. XVII. 130. *Extensor proprius auricularis*, ALBINI H. M. L. III. c. 155. *ej.* Tab. M. V. a. b. c. XX. fig. 1. *Der eigene Ausstrecker des Ohrfingers*, BAHRDT, Tab. VII. fig. 2. Synt. **Tab.** III. LODER, Tab. XLI. fig. 1. n. 22.

§. 670.

ATTACHES. Ce mince muscle commence avec le précédent, il est situé à son bord cubital, et descend uni à lui, jusqu'au carpe. On pourroit le prendre par cette raison pour une partie de l'extenseur commun, s'il n'envoyoit pas un tendon particulier au petit doigt, qui reçoit **par** conséquent deux tendons extenseurs.

Le tendon de l'extenseur propre, séparé de l'extenseur commun, passe par une gaine particulière que le ligament dorsal du carpe lui fournit, et s'attache enfin au petit doigt, **comme le** faisoit le tendon de l'extenseur commun.

§. 671.

USAGES. Il étend le petit doigt, et l'éloigne des autres.

VI. LE CUBITAL EXTERNE.

§. 672.

SYNONYMES. Tertius brachiale moventium, VESAL, de C. H. F. L. II. c. 44. p. 262. Tab. IX. A *Ulnaris externus*, EUSTACHIUS, T. XXVIII. 46. XXIX. 26. *Extendentium carpum interior*, CASSERIUS, L. IV. T. 27. f. 2. C. SPIEGEL, de C. H. F. L. IV. c. 17. p. 121. *Cubiteus externus*, RIOLAN, Anthrop. L. V. c. 27. *Cubiteus internus*, BIDLOO, T. 69. E. *Extensor carpi ulnaris*, COWPER, anat. eod.; Myot. 1724. c. 30. Tab. 49. 53. *Le cubital externe*, WINSLOW, Tr. des muscles, §. 375. GAUTIER, Ess. d'anat. Tab. XVI. 121. *Ulnaris externus*, ALBINI H. M. L. III. c. 156. *ej.* Tab. M. V. W — Z. XIX. fig. 15. *Der äussere Ellenbogen - Muskel*, BAHRDT, Tab. VII. fig. 1. Synt. Tab. III. LODER, Tab. XXVIII. 76. 77. XL. fig. 15.

§. 673.

ATTACHES. Du condyle externe de l'humerus, il se porte obliquement à l'os du coude, duquel il reçoit beaucoup de fibres musculaires. Après qu'il s'est détaché du corps musculaire commun, il descend le long de l'os du coude, et se change en un tendon, qui passe par une gaine, placée dans la gouttière, qui se trouve derrière l'apophyse styloïdienne de l'os du coude; delà il entre dans une autre gaine sous le ligament dorsal du carpe. Il se termine enfin à la base de l'os du metacarpe qui répond au petit doigt.

§. 674.

USAGES. Il étend la main, la fléchit vers le dos, et en même tems vers l'os du coude.

VII. LE PETIT ANCONÉ.

§. 675.

SYNONYMES. Anconeus brevis, EUSTACHIUS, T. XXXVIII. G. *Angoneus*, RIOLAN, Anthrop. L. V. c. 25. *Anconeus*, COWPER, anat. T. 69. O Myot. 1724. c. 26. Tab. 49. 50. *Le petit anconé*, WINSLOW, Tr. des muscles, §. 247. *L'anconeus*, GAUTIER, Ess. d'anat. T. XVI. 114. *Anconeus*, ALBINI H. M. L. III. c. 157. *ej.* Tab. M. VI. Y. Z. Γ XIX. fig. 8. JADELOT, Tab. VII. 41. 42. *Der Ellenbogen - Muskel*, BAHRDT, T. IV. fig. 6. Synt. T. III. LODER, Tab. XXVIII. 63. XL. fig. 8.

§. 676.

ATTACHES. Ce dernier des muscles qui commencent par le corps commun du condyle externe de l'humerus, est tout - à - fait caché sous l'aponeurose de l'avant-bras, qui est continuée du tendon du triceps (§. 586.), il faut donc la séparer, pour bien voir ses attaches.

De son commencement il se porte dans une direction oblique à la partie supérieure et postérieure de l'os du coude, et s'y termine par des fibres musculaires.

§. 677.

USAGES. Il tend l'aponeurose de l'avant-bras, et étend ce membre, quoique bien foiblement.

VIII. LE COURT SUPINATEUR.

§. 678.

SYNONYMES. Quartus, radium in supinum agens, VESAL. de C. H. F. L. II. c. 45. p. 263. Tab. XII. A *Supinator brevis*, EUSTACHIUS, Tab. XXXVIII. I. *Supinatorum secundus, brevis*, CASSERIUS, L. IV. f. 28. f. 1. D. f. 2. E. SPIE-GEL., de C. H. F. L. IV. c. 16. p. 121. RIOLAN, Anthrop. L. V. c. 26. BIDLOO, T. 71. G. COW-PER, anat. eod.; *Supinator radii brevis*, COWPER, Myot. 1724 c. 31. Tab. 5. 6. 9. 54. *Le court, ou petit supinateur*, WINSLOW, Tr. des musc. §. 256. GAU-TIER, Ess. d'anat. Tab. XVI. 116. *Supinator brevis*, ALBINI, H. M. L. III. c. 158. *ej.* Tab. M. VII. K — N. VIII. XIX. fig. 17. 18. JADELOT, Tab. IV. 57. VIII. 46. *Der kurze Rukwärts-Wen-der*, BAHRDT, Tab. X. fig. 1. 2. Synt. Tab. I. III. LODER, Tab. XXIX. 46. XL. fig. 17. 18.

§. 679.

PRÉPARATION. Pour voir ce muscle situé très-profondément, il faut détacher les extenseurs des doigts (IV. V.) jusqu'au condyle externe; en les rétirant ensuite de côté, sans qu'on les coupe, on apperçoit le muscle en question.

§. 680.

ATTACHES. Il commence à la partie supérieure du bord externe de l'os du coude et au condyle externe de l'humerus, par des fibres tendineuses, qui se changent bientôt en charnues.

Elles gagnent delà l'os du rayon, les supérieu-res sont transversales, et couvrent en partie le ligament capsulaire du coude; les inférieures, dirigées obliquement, se tournent par le bord externe du rayon, vers sa face antérieure, et s'y terminent près de la tubérosité.

§. 681.

USAGES. Lorsque l'avant - bras est en prona-tion, le rayon est retiré par l'action de notre muscle; ce qui fait retomber la main sur son dos, ou en supination.

IX. LE LONG ABDUCTEUR DU POUCE.

§. 682.

SYNONYMES. Vigesimus secundus, avec la por-tion du *vigesimus tertius digitos moventium,* dont le *tendo in primi pollicis ossis radicem implantantur,* VÉSAL. de C. H. F. L. II. c. 43. p. 259. T. X. m. *Abductor longus pollicis manus,* EUSTACHIUS, Tab. XXVIII. 47. 48. XXIX. 32. 33. 34. La por-tion supérieure du *pollicis extensor secundus,*

CASSERIUS, L. IV. Tab. 27. fig. 1. H. La portion supérieure du *Secundus , secundi et tertii internodii extensor*, SPIEGEL, de C. H. F. L. IV. c. 20. p. 123. Celui-ci et le suivant *Extendens pollicem unus* , RIOLAN, Anthrop. L. V. c. 30. *Extensor primi internodii pollicis*, COWPER , Myot. 1724. c 29 Tab. 49. 53. La portion du *Premier extenseur du pouce , qui s'attache au bord de la base de la première phalange*, WINSLOW, Tr. des muscl. §. 302. Celui-ci et le suivant *le long extenseur du pouce* , GAUTIER, Ess. d'anat. Tab. XVI 124. *Abductor longus pollicis manus* , ALBINI H. M. L. III. c. 159. EJ. Tab. M. V. 21 — 23. VI. XX. fig. 18. 19. CAMPER, Dem. an. path. L. I. p. 4. Tab. I. f. 2. G. H. *Der lange Abzieher des Daums der Hand* , BAHRDT , Tab. VII. fig. 3. 4. Synt. Tab. I. LODER, Tab. XXVIII. 70. XLI. fig. 18. 19.

§. 683.

ATTACHES. Il commence charnu sous le précédent , au-dessus du milieu de la face postérieure du rayon et du ligament interosseux. Il se tourne ensuite par le bord externe du rayon , se rétrécit et se change en tendon , qui croise les tendons des deux muscles radiaux externes , en passant sur eux , et gagne l'os metacarpien du pouce. Là il se divise en deux tendons , qui se terminent à la base et au corps de cet os , en s'unissant avec la capsule de l'articulation.

§. 684.

USAGES. Il éloigne l'os du metacarpe et le pouce des autres doigts.

X. LE PETIT EXTENSEUR DU POUCE.

§. 685.

SYNONYMES. La portion du *Vigesimus tertius digitos moventium*, dont le *tendo in secundi ossis pollicis radicem implantantur*, VESAL. de C. H. F. L. II. c. 43. p. 259. Tab. X. n. *Extensor minor pollicis manus*, EUSTACHIUS, T. XXVIII. 49. 55. 57. XXIX. 35. 39. 41. La portion inférieure du *Pollicis extensor secundus*, CASSERIUS, L. IV. Tab. 27. fig. 1. I. La portion inférieure du *Secundus*, *secundi et tertii internodii extensor*, SPIEGEL, de C. H. F. L. IV. c. 20. p. 125. *Extensor secundi internodii pollicis*, COWPER, Myot. 1724. c. 29. Tab. 49. 53. La portion du *Premier extenseur du pouce*, *qui s'attache sur la partie convexe de la base de la seconde phalange*, WINSLOW, Tr. des muscles, §. 302. *Extensor minor pollicis*, ALBINI, H. M. L. III. c. 160. *ej.* Tab. M. V. 24 — 26. VI. d. XX. fig. 23. CAMPER, Dem. an. path. L. I. p. 4. Tab. I. f. 2. I. K. L. JADELOT, Tab. VII. 51. 52. *Der kleinere Ausstreker des Daums der Hand*, BAHRDT, Tab. VII. fig. 5. Synt. Tab. I. III. LODER, Tab. XXVIII. 71. 72. XLI. fig. 23.

§. 686.

§. 686.

ATTACHES. Il commence du milieu de l'angle aigu de l'os du coude, du ligament interosseux, et très-peu du rayon. Son petit corps descend obliquement en dehors, et se change bientôt en un tendon, qui croise les tendons des deux muscles radiaux externes, et va sur l'os metacarpien du pouce; à la première phalange, duquel il s'unit à la capsule articulaire, et se termine à la phalange.

§. 687.

USAGES. Il étend la première phalange du pouce.

§. 688.

OBSERVATION. J'ai vû que la seconde portion de l'abducteur (§. 683. et l'extenseur (§. 685.) formoient un muscle commun, qui se divisoit en deux tendons, dont l'un se portoit à l'os metacarpien du pouce, et l'autre à sa première phalange.

IX. LE LONG EXTENSEUR DU POUCE.

§. 689.

SYNONYMES. Vigesimus primus digitos moventium, VÉSAL. de C. H. F. L. II. c. 43. p. 259. Tab. X. o. *Extensor major pollicis manus*, EUSTACHIUS, T. XXVIII. 52. 56. XXIX. 36. 41. *Pollicis tertium os extendens*, CASSERIUS, L. IV. T. 27. fig. 1. G. SPIEGEL, de C. H. F. L. IV. c. 20. p. 124.

H

Extendens pollicem alter, RIOLAN, Anthrop.
L. V. c. 30. *Extensor tertii internodii pollicis*,
COWPER, anat. T 70. C. Myot. 1724. c. 29.
Tab. 49. 53. *Le second extenseur du pouce*, WINS-
LOW, Tr. des musc. §. 306. *Le court extenseur
du pouce*, GAUTIER, Ess. d'anat. T. XVI. 125.
Extensor major pollicis manus, ALBINI H. M.
L. III. c. 161. *ej.* Tab. M. V. 23. 26. VI. a—c.
XX. fig. 23. CAMPER, Dem. an. path. L. I.
p. 4. T. I. fig. 2. M. N. O. JADELOT, Tab. VIII.
f. *Der grössere Ausstreker des Daums der Hand*,
BAHRDT, Tab. VIII. fig. 1. Synt. Tab. III.
LODER, Tab. XXVIII. 73. 74. XLI. fig. 22.

§. 690.

ATTACHES. Il commence au-dessus de la
moitié de la face postérieure de l'os du coude,
(comme §. 683. du rayon), et du ligament
interosseux. Son corps musculaire et grêle,
descend le long du coude, et se convertit en un
tendon, qui passe obliquement en dehors, en
croisant les tendons des muscles radiaux, à côté
du précédent; il se dirige enfin par l'os métacarpien et la première phalange du pouce à la seconde, où il se termine.

§. 691.

USAGES. Il étend la seconde phalange du
pouce.

XII. L'EXTENSEUR DU DOIGT INDICATEUR.

§. 692.

SYNONYMES. Decimus nonus digitos moven-
tium, VÉSAL. de C. H. F. L. II. c. 43. p. 258.
Tab. X. p. *Indicator*, EUSTACHIUS, Tab. XXIX.
36. XXXIV. b. *Indicem abducens*, CASSERIUS,
L. IV. Tab. 27. fig. 1. F. SPIEGEL, de C. H. F.
L. IV. c. 21. p. 125. *Indicator*, RIOLAN, Anthrop. L. V. c. 29. COWPER, anat. T. 70. N.
Myot. 1724. c. 28. Tab. 5. 6. 7. 8. 52. *L'extenseur*
propre de l'index, WINSLOW, Tr. des musc.
§. 331. *L'indicateur*, GAUTIER, Ess. d'anat. Tab.
XVII. 128. *Indicator*, ALBINI H. M. L. III.
c. 162. *ej.* Tab. M. VI. in brachio, f. g. h. XX.
fig. 12. *Extensor indicis*, JADELOT, Tab. VIII. g.
Der Anzeiger, BAHRDT, Tab. VIII. fig. 2. Synt.
Tab. III. LODER, Tab. XXVIII. 83. 84. XLI.
fig. 22.

§. 693.

ATTACHES. Ce petit corps musculaire commence sous le précédent muscle de la partie inférieure de l'os du coude. Il se change bientôt en
un tendon, qui passe au carpe par la gaine aponeurotique propre à l'extenseur commun des
doigts, et sous ce muscle; il gagne ensuite le
doigt indicateur, s'unit au tendon que ce doigt
reçoit de l'extenseur commun, parcourt la première phalange, et se termine à la seconde.

§. 694.

USAGES. Il étend le doigt indicateur.

§. 695.

OBSERVATION. J'ai vû aussi le muscle *exten-*
seur du doigt du milieu, dessiné par ALBINUS,
(*annot. acad.* T. IV. tab. 5.) Je l'ai observé quelquefois, mais très-rarement. Celui que je conserve dans sa situation naturelle, ne provient pas
comme celui d'Albinus, de la gouttière, par laquelle les muscles extenseurs passent dans la
main; mais il naît du bord postérieur de l'extrémité inférieure du rayon, tout près de l'os
du coude. Il forme un corps charnu et grêle,
qui s'avance le long du bord externe du troisième os du metacarpe; vers son extrémité antérieure, il se convertit en un tendon, qui s'unit
à celui, que le doigt du milieu reçoit de l'extenseur commun des doigts.

QUATORZIÈME LEÇON.

SECTION I.

CAPSULES.

§. 696.

PRÉPARATION. On séparera tous les muscles du bras et de l'avant-bras, qui entourent l'articulation du coude. Pendant la séparation des muscles triceps, biceps et brachial interne, on observera de ne pas intéresser les *capsules muqueuses*, qui se trouvent entre les tendons de ces muscles et leurs attaches. Il y a

1) *La Capsule radio-bicipitale.*

Cette petite capsule est située entre le tendon radial du biceps et le tubercule du rayon. Elle y est attachée à ces deux parties et au muscle court supinateur. Outre quelques gouttes de synovie, elle renferme des grains graisseux.

ALBINI, H. M. L. III. c. 147. JANKE, Pr. p XI. a. FOURCROY, Ac. des Sc. 1785. p. 432. MONRO, bursæ, Tab. I. X. LODER, Tab. XLVII. fig. 6. n. 6.

2) *La Capsule cubito - radiale.*

Elle se trouve entre les tendons des muscles biceps et brachial interne, le muscle court supinateur, et les ligamens de l'articulation.

JANKE, Pr. p. XI. b. FOURCROY, Ac. des Sc. 1785. p. 431.

3) *La Capsule anconée.*

Entre le tendon du triceps et l'olecranum. JANKE, Pr. p. XI. d. FOURCNOY, Ac des Sc. 1785. p. 435. n'y en a pas vû, mais il a vû deux *capsules cubitales*, chacune à côté de la pointe de l'olecrane. MONRO, bursæ, Tab. II. P. LODER, Tab. XLVII. fig. 5.

SECTION II.

LIGAMENS DU COUDE ET DE L'AVANT-BRAS.

§. 697.

Ces ligamens sont :

1. au bras.

I. Les Ligamens intermusculaires. §. 698.

2. au coude.

II. Le Ligament capsulaire. §. 700.

Les Ligamens accessoires de cette capsule sont :

III. Le Ligament brachio - cubital. §. 702.

IV. Le Ligament brachio - radial. §. 704.

Et en disséquant cette capsule,

V. L'Intérieur de l'articulation. §. 706.

3. à l'avant-bras.

  1) à son extrémité supérieure.

    VI. Le Ligament coronaire du rayon. §. 708.

  2) entre le rayon et le coude.

    VII. La corde transversale du coude. §. 712.

    VIII. Le Ligament intero-seux. §. 714.

  3) Les Ligamens de l'extrémité inférieure seront expliqués avec ceux de la main. §. 745.

I. LES LIGAMENS INTERMUSCULAIRES.

§. 698.

SYNONYMES. WINSLOW, Tr. des os fr. §. 262. LODER, Tab. XIX. fig. 6.

§. 699.

ATTACHES. Il y a deux ligamens intermusculaires à l'os du bras, un *externe* et un *interne*. Chacun commence au-dessus du milieu du bras, l'un à l'angle externe, et l'autre à l'angle interne de cet os, ils y descendent en s'élargissant de plus en plus, jusqu'aux condyles externe et interne du bras, où ils se terminent. Ils forment donc chacun un triangle allongé, dont le sommet est au milieu du bras, et la base au condyle. Ils servent d'attache aux muscles du bras. Le muscle brachial est attaché à la face antérieure des deux ligamens, les muscles long supinateur

et le long radial externe, à la même face du ligament intermusculaire externe, et le triceps, s'attachent à la face postérieure des deux ligamens.

II. Le Ligament capsulaire.

§. 700.

Synonymes. WINSLOW, Tr. des os fr. §. 269.
282. *Membrana capsularis*, WEITBRECHT, Synd.
p: 28. Tab. III. f. 10. LODER, Tab. XIX. fig. 7.8.

§. 701.

Attaches. Il enveloppe l'extrémité inférieure
de l'os du bras, de manière que du bord inférieur du condyle externe, il passe sur la surface
antérieure de l'os par-dessus la poulie et la petite
tête au bord inférieur du condyle interne ; il se
tourne ensuite sur la surface postérieure, et revient par le bord supérieur de la fosse au condyle
externe.

Du bras il s'avance à l'avant-bras, enveloppe
et enferme la tête du rayon, en communiquant
avec le ligament coronaire de cet os (§. 709.), se
porte delà à l'os du coude, et enveloppe les
deux bords externe et interne de la surface articulaire ou sigmoïdienne, posée entre les apophyses coronoïde et anconée.

La surface externe de cette capsule est garnie
de toutes sortes de bandelettes accessoires, qui
la fortifient en différens points.

III. LE LIGAMENT BRACHIO-CUBITAL.

§. 702.

SYNONYMES. WINSLOW, Tr. des os. fr. §. 284. *Ligamentum laterale internum*, WEITBRECHT, Synd. p. 29. T. III. fig. 10. LODER, Tab. XIX. fig. 7. n. 11.

§. 703.

ATTACHES. Il commence à la partie supérieure et antérieure du condyle interne du bras, descend en se dilatant un peu sur le ligament capsulaire, auquel il est uni, et se termine latéralement à l'apophyse coronoïde de l'os du coude.

IV. LE LIGAMENT BRACHIO-RADIAL.

§. 704.

SYNONYMES. WINSLOW, Tr. des os fr. §. 285. *Ligamentum laterale externum*, WEITBRECHT, Synd. p. 30. Tab. III. fig. 11. LODER, Tab. XIX. fig. 8. n. 8.

§. 705.

ATTACHES. Il commence à l'extrémité du condyle externe de l'os du bras, se dilate en descendant sur le ligament capsulaire, s'unit avec le ligament coronaire, et se termine au cou du rayon.

V. L'INTÉRIEUR DE L'ARTICULATION.

§. 706.

Quand on a coupé la capsule, son intérieur

présente les surfaces articulaires des os du bras, du rayon et du coude, garnies de cartilages lisses.

Les cartilages sont couverts d'une glaire, fournie par l'appareil synovial, qu'on trouve dans les trois fossettes, dont l'une est au-dessus de la poulie, l'autre au-dessus de la petite tête de la surface antérieure, et la troisième au bas de la surface postérieure de l'os du bras.

Usages des Ligamens.

§. 707.

L'articulation du coude est un ginglyme ; l'avant-bras se meut en avant et en arrière sur le bras, mais il n'a point de mouvemens latéraux. La capsule de l'articulation est donc assez ample par devant et par derrière, pour se prêter aux mouvemens, mais elle est serrée sur les côtés.

VI. LE LIGAMENT CORONAIRE DU RAYON.

§. 708.

SYNONYMES. WINSLOW, Tr. des os fr. §. 281. *Ligamentum orbiculare radii*, WEITBRECHT, Synd. p. 31. Tab. III. fig. 10. 11. LODER, Tab. XIX. fig. 9. 10.

§. 709.

ATTACHES. C'est un ligament fort, large de deux lignes, qui commence à l'extrémité antérieure de la cavité demilunaire et transversale de l'os du coude, fait le tour de la tête du rayon, et se termine à l'extrémité postérieure de la cavité susdite. Il entoure la tête du rayon en manière d'anneau, mais il n'y est pas attaché. Son bord supérieur est uni au ligament capsulaire, en sorte que celui-ci étant ouvert, on voit la tête du rayon se mouvoir dans l'anneau. Le bord inférieur du ligament coronaire, est attaché au cou du rayon, au moyen d'une membrane mince.

§. 710.

Cet anneau reçoit encore deux ligamens accessoires, qui augmentent sa force. Le *ligament antérieur de l'anneau* commence à l'apophyse coronoïde du coude, et passe delà à l'anneau en se dilatant. Le *ligament postérieur* part du côté de l'olecranum, et va à l'anneau en se rétrécissant.

§. 711.

La tête du rayon qui se meut dans l'anneau, a la forme d'un petit cylindre, garni d'un cartilage lisse. Ce cartilage est la continuation de celui qui couvre le sommet de la tête. La cavité transverse du coude, dans laquelle la tête tourne, est également couverte par un cartilage lisse.

VII. LA CORDE TRANSVERSALE DU COUDE.

§. 712.

SYNONYMES. Corda transversalis cubiti, WEIT-

BRECHT, Synd. p. 32. Tab. III. fig. 10. LODER, Tab. XIX. fig. 7, n. 17.

§. 713.

ATTACHES. Cette bande étroite commence du bord externe de l'os du coude sous le tendon du muscle brachial interne, et se porte obliquement au rayon sous l'attache du tendon du biceps.

Elle sépare le fléchisseur sublime des doigts du court supinateur.

Les vaisseaux et nerfs passent de la face antérieure du bras à la postérieure, par le vuide qui se trouve au-dessus de la bande.

VIII. LE LIGAMENT INTEROSSEUX.

§. 714.

SYNONYMES. Per totam longitudinem, qua invicem radius et ulna dehiscunt, validum et membranaceum ligamentum habetur, VESAL. de C H. F. L. II. c. 47. p. 267. Tab. VII. V. *Le ligament interosseux,* WINSLOW, Tr. des os fr. §. 279. *Membrana interossea,* WEITBRECHT, Synd. p. 33. Tab. III. fig. 10. 11. LODER, Tab. XIX. fig. 7. 8.

§. 715.

ATTACHES. C'est une membrane aponeurotique forte, qui remplit l'espace, qui se trouve du rayon au coude, et dont les fibres descendent de la crête du premier os à celle du second. D'autres fibres traversent les premieres, et paroissent former une seconde lame, qui n'est cependant pas séparable. La membrane commence à une petite distance sous la corde transversale, et se termine au bas de l'avant-bras. Elle est percée de différens trous pour le passage des vaisseaux.

§. 716.

Usages. Elle sert d'attache aux muscles de l'avant-bras, et retient ces deux os dans leur situation naturelle.

SECTION III.

MUSCLES DE LA MAIN.

§. 717.

Les muscles de la main appartiennent

1. au pouce.
   I. Le petit Abducteur du pouce. §. 718.
   II. Le petit Fléchisseur du pouce. §. 722.
   III. L'Adducteur du pouce. §. 725.
2. au petit doigt.
   IV. L'Abducteur du petit doigt. §. 728.
   V. Le court Fléchisseur du petit doigt. §. 731.
3. aux os du metacarpe.
   VI. Les Interosseux. §. 735.

I. LE PETIT ABDUCTEUR DU POUCE.

§. 718.

SYNONYMES. Qui pollicem maxime abducit, VESAL. de C. H. F. L. II. c. 43. p. 260. Tab. I. i. avec les *Duo musculi, qui pollicis primo ossi famulantur*, VESAL. Ib. 256. Tab. VI. *Abductor pollicis manus*, EUSTACHIUS, Tab. XXX. 16. MARTINE ad EUSTACHII, T. XXXI. n. 1. *Primum pollicis internodium abducens*, CASSERIUS, L. IV. T. 25. Æ. Tab. 26. fig. 1. a. fig. 2. B. SPIEGEL, de C. H. F. L. IV. c. 21. p. 125. avec le *Primi internodii pollicis flexor primus et secundus*, SPIEGEL, c. 19. p. 123. *Thenar*, RIOLAN, Anthrop. L. V. c. 30. *Abductor pollicis*, BIDLOO, Tab. 64. I. COWPER, anat. eod.; Myotom. 1724. c. 29. Tab. 49. 53. *Le Thenar*, WINSLOW, Tr. des muscles, §. 307. GAUTIER, Ess. d'anat. T. XVII. 126. en y prenant le suivant. *Abductor brevis et opponens pollicis manus*, ALBINI, H. M. L. III. c. 172. et 173. Icon. I. F. et II. E. *ej.* Tab. M. I. Y-- X. XX. fig. 16. et 15. CAMPER, Dem. an. path. L. I. p. 3. T. II. f. 3. A. C. *Adductor pollicis, portio ejus quæ opponens dicta est, et altera portio quæ pro minore abductore habetur*, JADELOT, Tab. XIII. fig. I. 9 10. 11. II. 6. 7. *Der kurze Abzieher des Daums der Hand*, BAHRDT, Tab. VI. fig. 2. Synt. Tab. I. *Der zweite* etc. Ib. fig. 3. *Der entgegenstellende Daumen-Muskel der Hand*, Ib. fig. 4. LODER, Tab. XLI. fig. 16. 19.

§. 719.

ATTACHES. Il commence du ligament propre du carpe (§. 610.), et des deux tubercules exter- nes, auxquels le ligament lui-même est attaché. Delà il s'avance sur l'os du métacarpe du pouce, où il devient très-épais et forme un corps, qu'on appelle *le moignon*, (die Maus, der Ballen). La portion profonde de ce muscle se termine à la tête de l'os metacarpien du pouce, la superfi- cielle parvient à la base de la première phalange, et s'y attache au côté externe par un tendon.

§. 720.

Ce muscle peut être partagé en deux, et quel- quefois en trois muscles. La portion superficielle qui est située immédiatement sous la peau, forme *l'abducteur* proprement dit. La portion couverte par l'abducteur, et qui est couchée sur l'os, est appellée *opponens*, ou le *métacarpien du pouce*; elle est plus large et plus épaisse que la première; ce qui fait que son bord extérieur n'en est pas couvert. La partie découverte de l'opponens par- vient à la première phalange, mais celle qui est sous l'abducteur se termine à la tête de l'os me- tacarpien. Dans quelques cas enfin, la portion découverte de l'opponens peut être séparée du reste; c'est elle que SANDIFORT (e) a appelée le *second petit abducteur*, (*abductor brevis alter*). Et

_____

(e) *Descriptio musculorum*, p. 268.

en effet cette portion est plutôt abducteur qu'opponens, parce qu'elle parvient à la première
phalange, tandis que l'opponens proprement dit,
n'outrepasse pas l'os métacarpien. On peut voir
au reste, en consultant les auteurs que j'ai cités,
combien ils ont varié dans la division des muscles qui appartiennent au moignon du pouce.

§. 721.

USAGES. Par ce muscle, le pouce est en général
éloigné des autres doigts. Cet effet est cependant
principalement produit par la portion située au
bord extérieur. L'opponens approche le pouce
du creux de la main et du petit doigt.

II. LE PETIT FLÉCHISSEUR DU POUCE.

§. 722.

SYNONYMES. Le second et le troisième des
Tres qui secundo pollicis ossi famulantur, VESAL,
de C. H. F. L. II. c. 43. p. 257. Tab. VII. 2. 3.
Flexor brevis pollicis manus, EUSTACHIUS, Tab.
XXXVIII. Il paroît que *Flectentes pollicis internodium secundum*, de CASSERIUS, L. IV. T. 21.
f. 1. 2. O., s'y rapportent, quoique confusement.
*Secundi internodii flexor primus, secundus, tertius,
quartus*, SPIEGEL, de C. H. F. L. IV. c. 19.
p. 123. *Antithenar*, RIOLAN, Anthrop. L. V.
c. 30. *Flexor primi et secundi ossis pollicis*, COW
PER, Myot. 1724. c. 29. Tab. 3. 49. 53. *L'antithenar, ou demi - interosseux du pouce*, et une
partie

partie du *Mesothenar*, WINSLOW, Tr. des muscles, §. 313. 311. *Flexor brevis pollicis manus*, ALBINI H. M. L. III. c. 147. Icon. I. K. L. *ej.* Tab. M. III. Z. XX. fig. 20. CAMPER, Dem. an. path. L. I. p. 3. T. II. fig. 3. B. *Portiones adducentes pollicem*, JADELOT, Tab. XIII. fig. II. 10. *Der kurze Bieger des Daums der Hand*, BAHRDT, Tab. X. fig. 7. Synt. Tab. I. LODER, Tab. XLI. fig. 20.

§. 723.

ATTACHES. Ce muscle situé profondement dans la paume de la main, commence du second rang des os du carpe, par des fibres tendineuses; changées de suite en charnues. Le muscle qui en resulte, est épais, et passe sur le milieu de la longueur de l'os métacarpien du pouce, en s'y attachant en partie. Chemin faisant il se divise en deux portions, entre lesquelles passe le tendon du long fléchisseur du pouce; ces portions se changent enfin en tendons, qui s'attachent aux deux côtés de la base de la première phalange.

§. 724.

USAGES. Il fléchit la première phalange du pouce.

III. L'ADDUCTEUR DU POUCE.

§. 725.

SYNONYMES. Le premier des *Tres qui secundo*

I

pollicis ossi famulantur, VESAL. de C. H. F. L. II.
c. 43 p. 257. Tab. VII. 1. *Adductor pollicis manus*, EUSTACHIUS, Tab XXXVIII. *Pollicis ad-
ductor*, CASSERIUS, L. IV. Tab. 26. fig. 2. C.
SPIEGEL, de C. H. F. L. IV. c. 21. p. 125.
Hypothenar, RIOLAN, Anthrop. L. V. c. 30. *Adductor pollicis*, COWPER, Myot. 1724. c. 29.
Tab. 51. 53. Une partie du *Mesothenar*, WINS-
LOW, Tr. des muscl. §. 310. *L'Antithenar*, GAU-
TIER, Ess. d'anat. T. XVII. 127. *Adductor pollicis
manus*, ALBINI, H. M. L. III. c. 175. Icon. I.
M. *ej.* Tab. M. III. b. XX. fig. 24. *Abducens
pollicem*, JADELOT, Tab. XIII. fig. II. 11. *Der
Zuzieher des Daums der Hand*, BAHRDT, Tab. X.
fig. 8. Synt. Tab. I. LODER, Tab. XLI. fig. 24.

§. 726.

ATTACHES. Il commence de la crête palmaire
du troisième os du metacarpe, dans toute la longueur de cet os. De cette attache, qui forme la
base d'un triangle, il se porte au pouce en se rétrécissant, il s'y termine au côté cubital de la
base de la première phalange, par un tendon,
qui forme le sommet du triangle.

§. 727.

USAGES. Il approche le pouce du milieu du
creux de la main.

IV. L'Abducteur du petit doigt.

§. 728.

SYNONYMES. Vigesimus manus digitos movens, VESAL. de C. H. F. L. II. c. 43. p. 259. Tab. I. f. *Abductor digiti minimi manus,* EUSTACHIUS, Tab. XXX. 11. XXXVIII. w. *Abducens digitum minimum,* CASSERIUS, L. IV. Tab. 26. fig. 1. E. 2. D. SPIEGEL, de C. H. F. L. IV. c. 21. p. 125. *Hypothenar,* RIOLAN, Anthrop. L. V. c. 29. *Abductor digiti minimi,* BIDLOO, T. 64. Y. COWPER, anat. eod.; Myot. 1724. c. 28. Tab. 51. 52. *L'Hypothenar du petit doigt et le metacarpien,* WINSLOW, Tr. des musc. §. 349. 295. *Première et deuxième partie de l'Hypothenar,* GAUTIER, Ess. d'anat. Tab. XVII. 131. *Abductor et adductor ossis metacarpi digiti minimi manus.* ALBINI, H. M. L. III. c. 177. et 179. Icon. I. C. et E. *ej.* Tab. M. I. c. f. II. XX. fig. 11. et 25. *Metacarpieus et abductor digiti minimi,* JADELOT, Tab. XIII. fig. I. 18. et 21. II. 5. et 3. *Der Abzieher des kleinsten Fingers der Hand,* BAHRDT, Tab. VI. fig. 3. Synt. Tab. I. *Der Zuzieher des Mittelhand - Beines des kleinsten Fingers der Hand,* BAHRDT, Ib. fig. 4. LODER, Tab. XLI. fig. 11.

§. 729.

ATTACHES. Il commence par des fibres légèrement tendineuses de l'os pisiforme, et du ligament propre du carpe, et forme un muscle longuet, qui va le long du bord cubital du cinquième os du metacarpe, et qui s'attache par un petit tendon, à la base de la première phalange du petit doigt, en passant par-dessus la capsule de l'articulation.

§. 730.

USAGES. Il éloigne le petit doigt des autres doigts, et le fléchit tant soit peu.

V. LE COURT FLÉCHISSEUR DU PETIT DOIGT.

§. 731.

SYNONYMES. Le premier des *Octo qui quatuor subserviunt digitos,* l'un des *Duorum, parvum digitum flectentium,* VESAL. de C. H. F. L. II. c. 43. p. 156. Tab. IV. *Adductor ossis metacarpi digiti minimi,* EUSTACHIUS, T. XXXVIII. Q. *Troisième partie de l'Hypothenar,* GAUTIER, Ess. d'anat. Tab. XVII. 131. *Flexor parvus digiti minimi manus,* ALBINI, H. M. L. III. c. 178. Icon. I. D. *ej.* Tab. M. XX. fig. 10. JADELOT, Tab. XIII. fig. I. 20. II. 4. LODER, Tab. XLI. fig. 10.

§. 732.

ATTACHES. Il commence du ligament propre et de l'os unciforme du carpe, et forme un muscle épais, qui se porte au cinquième os du metacarpe, dont il parcourt la longueur, et en tire des fibres, il se termine enfin par un tendon au côté cubital de la base de la première phalange du petit doigt.

§. 733.

USAGES. Il fléchit le petit doigt. et l'approche des autres.

VI. LES INTEROSSEUX.

§. 734.

GÉNÉRALITÉS. On appelle interosseux les muscles, qui se trouvent entre les os du metacarpe. Chacun est appelé de l'os, auquel il est attaché. Or, comme il y a cinq os, et deux muscles pour chaque os, il y a donc dix interosseux. Les muscles qui ont déjà été décrits au premier et cinquième os du metacarpe (§. 720. 23. 29.) en sont les interosseux, il y a donc encore sept autres interosseux pour le reste des os du métacarpe. On les divise en *externes* et en *internes.* Les premiers sont attachés au dos de la main, aux deux os du metacarpe, entre lesquels ils sont situés; ils en quittent l'un pour ne suivre que celui, duquel ils portent le nom; ils se continuent dans le creux de la main, le long du même os, et se terminent par un tendon à la première phalange du doigt, qui y répond.

Les interosseux internes sont plus simples, ils se trouvent au creux de la main le long de l'os du metacarpe, dont ils portent le nom.

§. 735.

Les interosseux sont :

1. les externes,

   1) le *premier interosseux externe*, ou le premier du doigt index. §. 736.

   2) Le *second*, ou le premier du doigt du milieu. §. 737.

   3) Le *troisième*, ou le second du doigt du milieu. 738.

   4) Le *quatrième*, ou le second du doigt annulaire. §. 739.

SYNONYMES. Trois des *Octo qui quatuor subserviunt digitis*, VESAL. de C. H. F. L. II. c. 43. p. 257. avec le *Alter lateralibus pollicis motibus serviens*, Ib. p. 260. Tab. I. h. *Octo qui inter ossa metacarpi continentur*, FALLOPP. Obs. anat. p. 722. *Abductor indicis*, EUSTACHIUS, T. XXIX. 42. *Interossei*, Ib. T. XXXVIII. *Prior digiti medii* △; *posterior digiti medii* Γ; *posterior digiti annularis* Y. *Interossei*, CASSERIUS, L. IV. Tab. 26. fig. 1. Le premier, T. 24. f. 2. H. Le second, T. 26. f. 1. H. Le troisième, ib. G. ces deux au doigt du milieu; le quatrième G. au quatrième doigt. SPIEGEL, de C. H. F. L. IV. c. 21. p. 125. *Abductor indicis* et les *interossei externi*, RIOLAN, Anthrop. L. V. c. 29. *Interossei*, COWPER, Myot. 1724. c. 28. Tab. 51. 52. et l'*abductor indicis*, ej. ib. *Le demi interosseux de l'index, et les interosseux externes*, WINSLOW, Tr. des muscles

§. 347. 339. *L'abducteur du doigt indice et les interosseux externes*, GAUTIER, Ess. d'anat. Tab.
XVII. 129. 138. *Abductor indicis manus, et interossei externi manus, qui sunt uterque medii et posterior annularis*, ALBINI, H. M. L. III. c. 182.
et 181. Icon. IV. *ej.* Tab. M. VI. in manu dextra
XX. fig. 13. 14. *Interossei*, JADELOT, Tab. XIII.
fig. V. *Abducens indicem*, 1. 2.; *adducens digitum
maximum*, 3.; *abducens digitum maximum*, 4.;
abducens digitum annularem, 5. *Der Abzieher des
Zeigefingers*, BAHRDT, Tab. X. fig. 5. 6. Synt.
Tab. I.; et *die aussern Zwischen-Knochen-Muskeln der Hand*, Tab. XI. fig. 3. 4. Synt. Tab.
I.—IV. LODER, Tab. XLI. fig. 8. 9.

2. Les internes.

1) Le *premier interosseux interne*, ou le second du doigt indicateur. §. 740.

2) Le *second*, ou le premier du doigt annulaire. § 741.

3) Le *troisième*, ou le premier du doigt
auriculaire. §. 742.

SYNONYMES. Les autres quatre des *Octo qui quatuor subserviunt digitis*, VÉSAL. Ib. *Interossei*, EU
STACHIUS, Tab. XXXVIII. *prior indicis* Λ; *posterior
indicis* Θ; *prior digiti annularis* Z; *interosseus auricularis* X. *Interossei*, CASSERIUS, L. IV. Tab. 26.
fig. 1. Le premier F. le second G.; ces deux au
second doigt, le troisième H. au quatrième doigt,
et le quatrième f. 2. E. au cinquième doigt.

Spiegel, de C. H. F. L. IV. c. 21. p. 125. *Interossei interni*, Riolan. Anthrop. L. V. c. 29. *Interossei*, Cowper, Myot. 1724. c. 28. Tab. 51. 52. *Les interosseux internes*, Winslow, Tr. des muscles, §. 344. Gautier, Ess. d'anat. T. XVII. 138. *Interossei interni manus, qui sunt indicis prior et posterior, prior annularis et auricularis*, Albini, H. M. L. III. c. 180. Icon. III. G; II. H; II. L; II. N; *ej.* Tab. M. III. in manu dextra, XX. fig. 7. *Interossei*, Jadelot, Tab. XIII. fig. III. *abducens indicem* 8.; *adducens annularem* 11.; *adducens digitum minimum* 12. *Die innern Zwischen-Knochen-Muskeln der Hand*, Bahrdt, Tab. XI. fig. 1. 2. Synt. Tab. I.— IV. Loder, Tab. XLI. fig. 6. 7.

§. 736.

Le premier interosseux externe commence au dos de la main par deux portions. La grande portion est attachée au bord cubital de l'os metacarpien du pouce; ses fibres musculaires se portent obliquement, en se rétrécissant à la tête de l'os metacarpien de l'index. La petite portion prend son origine de toute la longueur du bord radial du second os du metacarpe. Cette portion est séparée de la grande à la base du métacarpe, mais vers la tête les deux portions sont unies, et forment un muscle penniforme. La petite portion est de plus continuée dans le creux de la main. Le muscle entier se change enfin en un tendon grêle, qui passe dessus la capsule articulaire au bord radial de la première phalange de l'index.

Il approche l'index du pouce, et l'éloigne des autres doigts.

§. 737.

Le second interosseux externe commence au dos de la main de la base du bord cubital du second, et du bord radial du troisième os du metacarpe, puis de toute la face radiale de ce dernier os, en pénétrant dans le creux de la main. Son tendon s'attache au bord radial de la première phalange du doigt du milieu.

Il approche le doigt du milieu du pouce.

§. 738.

Le troisième interosseux externe, commence à la base du bord radial du quatrième os du metacarpe, et au bord et la face cubitale du troisième os, jusqu'à la paume. Le tendon s'attache au bord cubital de la première phalange du moyen doigt.

Il approche ce doigt du petit.

§. 739.

Le quatrième interosseux externe commence de la base du bord radial du cinquième, et de toute la face cubitale du quatrième os du metacarpe, jusqu'au creux de la main. Le tendon s'attache au bord cubital de la première phalange du quatrième doigt.

Il approche ce doigt du petit.

§. 740.

Le premier interosseux interne commence à la face cubitale du second os du metacarpe au creux de la main, et se termine par son tendon au bord cubital de la première phalange du doigt index.

Il approche ce doigt de celui du milieu.

§. 741.

Le second interosseux interne commence à la face radiale du quatrième os du metacarpe au creux de la main, et attache son tendon à la première phalange du quatrième doigt.

Il approche ce doigt du troisième.

§. 742.

Le troisième interosseux interne commence à la face radiale du cinquième os du metacarpe, au creux de la main, et va s'attacher par son tendon à la prémière phalange du petit doigt.

Il approche le cinquième doigt du quatrième.

Usages des Interosseux.

§. 743.

Par l'action de tous les interosseux, le metacarpe qui forme un plan, se courbe, en sorte que le dos devient convexe, et la paume concave; par-là la largeur de la main est diminuée, et le pouce tourné vers le cinquième doigt.

QUINZIÈME LEÇON.

LIGAMENS DE LA MAIN.

§. 744.

PRÉPARATION. Pour parvenir à ces ligamens, il faut séparer les parties suivantes : les muscles de la main, le tissu cellulaire, les membranes muqueuses assises sur les ligamens, et enfin les gaines aponeurotiques des différens tendons.

§. 745.

Les ligamens sont de différentes espèces,

1. à l'extrémité inférieure de l'avant-bras.

    I. Le Ligament capsulaire. §. 746.

    II. Le Cartilage triangulaire. §. 748.

2. entre l'avant-bras et le carpe,

    III. Le Ligament capsulaire du carpe. §. 752.

        Le Ligament styloïdien du rayon.

        Le Ligament styloïdien du coude.

        Le Ligament rhomboïde.

    IV. L'Intérieur de la capsule. §. 758.

        Les Ligamens accessoires,

        L'Appareil synovial.

I. LE LIGAMENT CAPSULAIRE DE L'EXTRÉMITÉ INFÉRIEURE DE L'AVANT-BRAS.

§. 746.

SYNONYMES. *Involucrum membranosum sacciorme*, WEITBRECHT, Synd. p. 36. Tab. IV. fig. 13. LODER, Tab. XIX. fig. 11.

§. 747.

ATTACHES. Ce ligament entoure la facette articulaire transverse de l'extrémité inférieure du rayon, et passe delà à la petite tête, qui est à l'extrémité de l'os du coude, en s'attachant au-dessus de cette tête, jusqu'à l'apophyse styloïde, qui n'est pas contenue dans la capsule. La gaine, par laquelle le tendon du muscle cubital externe passe, couvre et fortifie la portion dorsale de cette capsule.

II. LE CARTILAGE TRIANGULAIRE.

§. 748.

PRÉPARATION. Sciez les deux os de l'avant-bras à leur milieu, coupez le ligament interosseux (§. 714.), jusqu'au ligament capsulaire de l'extrémité inférieure (§. 747.), et incisez ce dernier; par-là les deux os de l'avant-bras peuvent être éloignés l'un de l'autre, et l'articulation qui se trouve à leur extrémité inférieure, est découverte.

§. 749.

L'INTÉRIEUR DE L'ARTICULATION. Cette articulation est composée d'une part de la facette glénoïdienne transverse, qui se trouve au bord cubital du rayon, et qui est couverte par un cartilage lisse. De l'autre part, l'extrémité inférieure du coude est composée de l'apophyse styloïdienne, qui est hors de l'articulation, et de la petite tête qui est dedans, et qui est couverte par un cartilage lisse. Le mouvement se fait donc en ce que la facette du rayon roule sur la tête du coude.

§. 750.

LE CARTILAGE. Il est attaché au bord inférieur de la facette transversale du rayon, passe au-dessous de la petite tête du coude en se rétrécissant, et se termine en pointe; de cette pointe part un petit ligament, qui s'attache dans une fossette, à côté de l'apophyse styloïdienne du coude. Ce cartilage fait donc une partie du ligament capsulaire (§. 747.), ou plutôt ce ligament s'attache à lui, et le cartilage forme la partie inférieure de la capsule, sur laquelle la tête du coude repose.

Les attaches de cette capsule, tant au rayon, qu'au coude, et au cartilage paroissent actuellement en plein.

§. 751.

SYNONYMES. Cartilago brachiale ab ulna dirimens, VESAL. de C. H. F. L. I. c. 24. p. 96. fig. I. II. III.' T. *Cartilage interarticulaire,* WINSLOW, Tr. des os fr. §. 276. 7. *Cartilago intermedia triangularis,* WEITBRECHT, Synd. Tab. IV. fig. 12. 13. LODER, Tab. XIX. fig. 12. 13.

III. LE LIGAMENT CAPSULAIRE DU CARPE.

§. 752.

SYNONYMES. *Le ligament capsulaire, et les rangées de fibres ligamenteuses qui le recouvrent,* WINSLOW, Tr. des os fr. §. 287. 288. 296. *Membrana articuli capsularis,* WEITBRECHT, Synd. p. 56. Tab. VI. fig. 20. 21. LODER, Tab. XX. fig. 3. n. 17. fig. 4.

§. 753.

ATTACHES. Il commence de l'apophyse styloïde du rayon, entoure les bords de la cavité glénoïde de cet os, puis ceux du cartilage triangulaire, jusqu'à l'apophyse styloïde du coude. De l'avant-bras il passe au carpe, enferme les facettes supérieures des os scaphoïde, semi-lunaire et cunéiforme, et s'attache aux faces dorsales et palmaires de ces osselets.

Cette capsule est assez vaste, pour permettre que le carpe s'y meuve en tout sens.

§. 754.

La surface extérieure de cette capsule n'est pas uniforme, mais elle est garnie de différentes bandelettes ligamenteuses accessoires, qui augmentent sa force. Quelques-unes de ces bandelettes sont plus longues que la capsule, et passent plus loin dans le carpe, d'autres sont propres à cette capsule. Il y en a au dos, et au creux de la main.

§. 755.

Au dos de la main, la capsule est renforcée par deux bandes. La première, qu'on appelle le *ligament rhomboïde*, (*planities ligamentosa, rhomboidalis*, WEITBRECHT, Synd. p. 59. Tab. VI. f. 22. i.), se dirige du bord inférieur et dorsal du rayon, en dedans vers le troisième os du carpe.

§. 756.

La seconde bande, ou le *ligament styloïdien du coude*, (WINSLOW, Tr. des os fr. §. 287. *Ligamentum ab apice processus stylum imitantis*, VÉSAL. de C. H. F. L. II. c. 47. p. 267. *Funiculus ligamentosus*, WEITBRECHT, ib. f. 22. k.), est large aussi, et ne paroît former un cordon, que lorsque la main est fléchie vers le rayon. Elle commence de l'apophyse styloïde du coude, et de la partie de la capsule, qui est attachée au cartilage triangulaire, se porte sur le dos en dehors, et se perd sur la capsule.

§. 757.

Dans le creux de la main, plusieurs bandelettes se dispersent de l'os pisiforme sur la capsule, quelques-unes s'étendent au-delà de la capsule (WEITBRECHT, f. 21. p.), d'autres cachées d'abord par ceux-ci, s'effacent sur la capsule. (ib. q.) Parmi ces dernières, on distingue le *ligament styloïdien du rayon*, (WINSLOW, Tr. des os fr.

fr. §. 286. *Ex apice radii ligamentum in brachiale fertur*, VESAL. de C. H. F. L. II. c. 47. p. 267. *Lacertus obliquus inferior*, WEITBRECHT, f. 21.r.) qui se porte de l'apophyse styloïdienne du rayon, sur la capsule vers le premier et le cinquième os du carpe.

IV. L'INTÉRIEUR DE LA CAPSULE DU CARPE.

§. 758.

Lorsqu'on incise la capsule au dos du carpe, on apperçoit la face glénoïde de l'extrémité inférieure du rayon, garnie d'un cartilage lisse, et les trois premiers os du carpe, le scaphoïde, le sémi-lunaire et le cunéïforme, dont l'ensemble forme une tête qui est reçue dans la cavité glénoïde du rayon; les surfaces de ces os qui forment la tête, sont également couvertes d'un cartilage lisse. On voit ensuite la surface inférieure du cartilage triangulaire (§. 750.)

§. 759.

La surface interne de la capsule, présente de plus deux ligamens, qui fortifient la connexion de l'avant-bras et du carpe. *Le ligament oblique*, (WEITBRECHT, p. 60. f. 23. d. i. LODER, Tab. XX. fig. 9.), commence de l'apophyse styloïde du rayon, et de la partie palmaire du bord inférieur du rayon, et se porte à la réunion de l'os scaphoïde et sémi-lunaire; il forme un ligament cylindrique et brillant, comme un tendon.

K

Le ligament droit, (WEITBRECHT, f. 20. n.; 23. e.) beaucoup plus foible que le précédent, commence du bord palmaire, du cartilage triangulaire, et descend à la réunion de l'os sémi-lunaire avec le cunéiforme.

§. 760.

On remarque enfin un *appareil synovial* dans l'intérieur de cette capsule, (*ligamenta mucosa*, WEITBRECHT); l'un se porte de la ligne saillante, qui partage la cavité glénoïdienne, à l'union de l'os scaphoïde avec le sémi-lunaire; l'autre va de l'apophyse styloïde du coude, à la surface raboteuse de l'os cunéiforme.

V. LES LIGAMENS ENTRE LES TROIS OS DU PREMIER RANG.

§. 761.

Les facettes latérales, par lesquelles les trois os du premier rang se touchent, sont en partie couvertes par un cartilage lisse, en partie il y a entre elles une membrane molle, semblable à une membrane muqueuse, mais plus forte, qui les attache l'un à l'autre.

VI. LE LIGAMENT CAPSULAIRE ENTRE LES DEUX RANGS DES OS DU CARPE.

§. 762.

SYNONYMES. *Membrana articuli communis*, WEITBRECHT, p. 61. Tab. VI. fig. 21. 23. 24. LODER, Tab. XX. fig. 5. 6.

§. 763.

Cette capsule est semblable à celle qui unissoit l'avant-bras au carpe (§. 752.), mais elle est plus serrée, c'est pourquoi il n'y a presque point de mouvement entre le premier et le second rang des os du carpe. Elle est attachée aux faces dorsales et palmaires des trois os du premier, et des quatre du second rang. On y observe aussi des bandelettes ligamenteuses accessoires, tant au dos qu'au creux de la main, quelques - unes y sont continuées de celles de la capsule du carpe (§. 754.) d'autres lui appartiennent en particulier.

§. 764.

La face palmaire de cette capsule est renforcée par la gaine du *tendon du muscle radial interne*, (§. 626.) Ce tendon, qui glisse sous le muscle petit abducteur du pouce, va au côté interne du tubercule de l'os scaphoïde, dans la gouttière de l'os trapèze. Il y est enfermé par une gaine aponeurotique. La partie supérieure de cette gaine, commence à la ligne saillante de l'os trapèze, passe sur le tendon, et se perd dans la capsule.

En coupant cette gaine, on observe que le tendon y est retenu par une membrane muqueuse. La plus grande partie du tendon, sortie de la gouttière, s'attache à la base du second os du metacarpe, et une petite portion s'en attache au troisième os du metacarpe.

En renversant le tendon de sa gouttière vers les doigts, on découvre la partie de la gaine, qui tapisse la gouttière.

§. 765.

Le tendon du muscle cubital externe (§. 672.) renforce la capsule au dos de la main.

VII. LES LIGAMENS DE L'OS PISIFORME.

§. 766.

L'os pisiforme, placé hors du premier rang des os du carpe, et assis sur l'os cunéïforme par une petite facette articulaire, a reçu plusieurs ligamens robustes, qui assurent sa situation. Plusieurs bandelettes ligamenteuses se dispersent de cet os sur le ligament capsulaire du carpe (752.) *I acerti ascititii membranæ capsularis*, WEITBRECHT p. 66. fig. 21. p. s. t.) Deux ligamens transverses attachent l'os pisiforme au ligament propre du carpe. (WEITBRECHT, fig. 16. r. s.) Un petit ligament fort, se trouve entre l'os pisiforme et le crochet de l'os unciforme, (ib. fig. 21. u.) Un autre ligament robuste, se porte de l'os pisiforme à l'apophyse saillante du cinquième os du metacarpe, (*Ligamentum, quod ab osse subrotundo pertinet ad metacarpi manus quartum*, ALBINUS, H. M. Icon. II. C. *Ligamentum rectum*, WEITBRECHT, fig 21. x.)

Tous ces ligamens de l'os pisiforme couvrent une capsule très-mince, par laquelle cet os est

Immédiatement attaché à l'os cunéïforme. LODER,
Tab. XX. fig. 4.

VIII. LES LIGAMENS DES OS DU SECOND RANG.

§. 767.

Chacun des os du second rang, est lié à l'os
voisin par plusieures bandes, qui passent de la
facette latérale d'un os, à celle d'un autre. Ces
bandes sont visibles, en écartant deux os contigus, tantôt du côté dorsal, tantôt du côté palmaire.

IX. LES LIGAMENS DU PREMIER OS DU METACARPE.

§. 768.

L'os du metacarpe, qui appartient au pouce,
a une articulation particuliére avec l'os trapèze du
carpe ; en vertu de laquelle il y exerce un mouvement parfaitement libre, et rotatoire. Cette
articulation est assurée par plusieurs espéces de
ligamens. Premièrement le tendon du muscle
long abducteur du pouce, est attaché sur la capsule de l'articulation, et la renforce. Ensuite
quatre ligamens, qui lui sont propres, l'entourent.
Le ligament dorsal, (WEITBRECHT, p. 69. fig. 26. k.)
qui est le plus fort, se trouve au dos, entre l'os
trapèze, et le premier os du metacarpe ; *le ligament palmaire*, (ib. fig. 16. 21. y.); et *le latéral
externe*, (ib. fig. 25. d. 26. L), forment un angle

à l'os du metacarpe; et *le ligament latéral interne*, (fig. 16. 21. y.), est à côté du tendon du long abducteur.

Sous ces quatre ligamens se trouve la capsule, qui est très - mince, mais assez spacieuse, pour permettre tous les mouvemens.

§. 769.

Quand on incise l'articulation, on observe l'os trapéze, et celui du metacarpe, couverts chacun par un cartilage lisse. Mais ce qu'il y a de plus remarquable, c'est la figure des facettes articulaires, dont chacune est formée en dos d'ane, dans une direction, qui croise l'une l'autre.

X. LES LIGAMENS DES QUATRE OS SUIVANS DU METACARPE.

§. 770.

Les quatre os du métacarpe, qui suivent celui du pouce, sont attachés au second rang des os du carpe, par un *ligament capsulaire* commun, très-serré, il n'y a donc presque point de mouvement entre le carpe et le métacarpe; cette capsule très-mince en elle-même, est renforcée au dos et au creux de la main, par plusieurs ligamens accessoires.

§. 771.

Au dos de la main, la capsule est garnie de ligamens foibles, qui passent de chaque os du métacarpe à un ou plusieurs os du carpe. Ainsi il y en a du second os du métacarpe au trapèze, (WEITBRECHT, p. 69. fig. 25. e.), et au trapézoïde, (ib. f.), du troisieme au trapézoide, (ib. g.), et au grand os, (ib. h.), du quatrième au grand os, (ib. i.), et à l'unciforme, (ib. k.), et du cinquième à l'os unciforme, (ib. l.)

§. 772.

Au creux de la main, les ligamens sont plus multipliés. Le troisième os du métacarpe est lié au trapèze par deux *ligamens superficiels*, (*ligamentum sublime primum*, WEITBRECHT, p. 70. fig. 21. *ligamentum sublime alterum*, ib.), situés au-dessus de la gaine, (§. 764.), du tendon du muscle radial interne; et un *ligament profond*, (WEITBRECHT, fig. 23. s.) qui paroît quand la gaine est incisée, et que le tendon en est retiré. Du même os du métacarpe, se porte encore une bandelette, (*lacertus ligamentosus*, WEITBRECHT, fig. 23. t.) à l'os unciforme.

§. 773.

Le second os du métacarpe est attaché à l'os trapèze, par un *ligament superficiel*, (*ligamentum sublime*, WEITBRECHT, p. 72. fig. 21.), qui est à côté du ligament superficiel du troisième os du métacarpe. Le même os du métacarpe est lié à l'os trapézoïde par un *ligament profond*, (WEITBRECHT, fig. 23.), qu'on apperçoit, après avoir enlevé le tendon du muscle radial interne. Enfin un *ligament latéral*, (ib. fig. 28. d.), et fort, se porte du côté externe de la base de cet os du métacarpe, à la facette raboteuse du trapèze, qui est entre son articulation avec le premier et celle avec le second os du métacarpe.

§. 774.

Le quatrième os du métacarpe, n'a point de ligament particulier, qui l'attache au carpe.

Le cinquième os du métacarpe est lié au crochet de l'os unciforme, par un ligament fort, (WEITBRECHT, p. 73. fig. 16. z. 21.), et le ligament, qui attache l'os pisiforme au cinquième os du métacarpe (§. 766.), est très-naturellement aussi à compter, parmi ceux de ce dernier os.

§. 775.

Lorsqu'on coupe la capsule des quatre os du métacarpe, on apperçoit les facettes articulaires des os du carpe et du métacarpe, garnies chacune d'un cartilage lisse; on observe de plus, que le second os du métacarpe répond au trapèze, au trapézoïde, et au grand os, que le troisième os du métacarpe répond encore au grand os, et que les deux derniers os du métacarpe sont appuyés contre l'os unciforme; enfin que chaque os du métacarpe est articulé à son voisin, par une facette latérale.

XI. Les Ligamens de la Base du Métacarpe.

§. 776.

Les quatre derniers os du métacarpe sont atta-chés l'un à l'autre à leurs bases et à leurs têtes. Les ligamens de la base sont de trois espèces, les uns sont *dorsaux*, ou placés au dos de la main, les autres qui se trouvent sur les côtés, sont appelés *latéraux*, et les ligamens *palmaires* appartiennent au creux de la main.

Les *ligamens dorsaux*, (Weitbrecht, p.74.fig.29. a.) passent en travers du tubercule latéral d'un os du métacarpe à un autre, au-dessous de leurs fa-cettes articulaires et latérales.

Les *ligamens latéraux*, (ib. b.) commencent à la surface latérale externe du corps du troisième, quatrième et cinquième os du métacarpe, et montent à la face interne de la base du second, troisième et quatrième os, où ils se terminent à côté des ligamens dorsaux, de manière que les ligamens latéraux et les dorsaux y font un angle, dont le sommet est au bord interne d'un os du métacarpe, et les branches s'appuient au bord externe de l'autre.

Les *ligamens palmaires* de la base des os du métacarpe, sont composés de différentes couches de fibres fortes, dont les unes sont superficielles, et les autres profondes. Il y en a un entre le quatrième et le troisième os du métacarpe,

(WEITBRECHT, fig. 21. 23.), et un autre entre
le troisième et le second, (ib. fig. 21. 23. y.); le
ligament palmaire, entre le troisième et le second
os du métacarpe, (ib. fig. 28. e.) est très-profond,
et ne paroît, que lorsque les ligamens communs
du troisième os du métacarpe (§. 772.) sont in-
cisés, pour que les os puissent être écartés.

XII. LES LIGAMENS DE LA TÊTE DU MÉTACARPE.

§. 777.

Les quatre os du métacarpe ne se touchent pas
à leur tête, mais il y a une petite distance entre
eux, pour donner une attache plus commode
aux muscles interosseux. Cette distance est deter-
minée par une bande ligamenteuse et mince,
(WEITBRECHT, p 76. fig. 21.) qui passe au creux de la
main de la tête du second os du métacarpe, à
celle du cinquième.

XIII. LES LIGAMENS CAPSULAIRES DES PHALANGES.

§. 778.

Les ligamens qui lient la tête d'un os du métacarpe à la première phalange, sont semblables
à ceux qui se trouvent entre les différentes phalanges d'un doigt.

D'abord les tendons des muscles extenseurs,
et les gaines aponeurotiques de ceux des fléchisseurs,

passent sur la capsule, qui forme chacune de ces articulations. Ensuite il se trouve un *ligament latéral*, (WEITBRECHT, p.77. fig. 3o. a. a. a.) aux deux côtés de chacune de mêmes articulations ; ce ligament robuste passe du tubercule de la tête d'une phalange au tubercule de la base de la phalange suivante.

Chaque articulation est enfin entourée d'un *ligament capsulaire*, assez relaché, pour permettre les mouvemens en avant et en arrière, mais serré sur les côtés ; le mouvement latéral d'une phalange, est d'ailleurs empêché par le ligament latéral.

Quand on dissèque les capsules, on observe la tête de l'os du métacarpe en boule, qui est reçue dans la cavité glénoïdienne de la base de la première phalange. La tête de la première et seconde phalange, est formée en poulie, qui répond à la poulie inverse, formée à la base de la seconde et troisième phalange. Toutes ces facettes sont garnies de cartilages lisses.

MUSCLES ANTÉRIEURS DE LA CUISSE.

§. 779.

PRÉPARATION. On incise la peau sur le devant de la cuisse, depuis les muscles du bas-ventre, jusqu'au-dessous du genou, et on la sépare à gauche et à droite, en observant, de ne pas intéresser l'aponeurose, qu'on apperçoit au-dessous.

Fascia lata.

§. 780.

SYNONYMES. La portion membraneuse, ayant la nature d'un tendon du *Sextus tibiam moventium*, VESAL. de C. H. F. L. II. c. 53. p. 280. L'aponeurose *fascia lata*, WINSLOW, Tr. des muscl. §. 359. ALBINUS, H. M. L. III. c. 183. MURRAY et THURLING, Diss. de *fascia lata*, 4. Upsal. 1777. LODER, Tab. XXIII. fig. 3. 4.

§. 781.

ATTACHES. Après que la peau est séparée, on apperçoit une aponeurose, qui enveloppe tous les muscles de la cuisse. Elle s'attache à l'épine antérieure et supérieure de l'os des îles, au ligament de Poupart, par lequel elle communique avec les muscles du bas-ventre, plus à l'os pubis près de sa symphyse, à la branche descendante de cet os, à la branche montante et à la tubérosité de l'os ischion.

Delà le fascia lata descend par-dessus les muscles antérieurs de la cuisse, qu'il enveloppe, il passe par le genou dans la jambe, et se perd dans l'aponeurose qui se trouve sur les muscles de cette partie.

§. 782.

Le fascia lata n'a pas par-tout la même épaisseur. Il est très-épais à la partie externe de la cuisse, mais à l'interne il est si mince, qu'il a plutôt l'air d'un tissu cellulaire subtil, que d'une aponeurose.

Les fibres ont trois directions, les externes sont transversales, les moyennes sont longitudinales, et les internes sont encore transversales.

§. 783.

Cette aponeurose est composée de deux lames séparables en différens endroits.

A la partie supérieure de la cuisse, ces lames sont éloignées l'une de l'autre, et renferment un tissu cellulaire graisseux, dans lequel les glandes lymphatiques inguinales sont logées.

En incisant le fascia lata sur le devant de la

cuisse, on trouve qu'il ne tient aux muscles, que par un tissu cellulaire.

Mais sa lame interne est prolongée entre les muscles, et leur fournit des gaines, de sorte que chaque muscle est enfermé dans une gaine particulière.

§. 784.

USAGES. Le fascia lata assure la situation propre des muscles de la cuisse, en leur fournissant non seulement une enveloppe commune, mais encore une gaine particulière à chacun individuellement.

§. 785.

Cette utilité est beaucoup augmentée par la tension, que le fascia éprouve des parties, auxquelles il est attaché. Par la contraction du muscle oblique externe du bas-ventre, son aponeurose et le ligament de Falloppe, sont tendus, donc aussi le fascia lata qui lui est attaché. Cette aponeurose est tendue ensuite par l'action de son muscle particulier.

Le Muscle du Fascia lata.

§. 786.

SYNONYMES. La portion charnue du *Sextus tibiam moventium*, VESAL, de C. H. F. L. II. c. 53. p. 280. Tab. I. q. II. r. *Tensor vaginæ femoris*, EUSTACHIUS, Tab. XXVIII. R. R. XXX. M. *Extendentium tibiam primus, musculus*

lati tendinis, CASSERIUS , L. IV. T. 34. M. SPIE-
-GEL , de C. H. F. L. IV. c. 23. p. 129 *Mem-*
branosus, RIOLAN, Anthrop. L. V. c. 42. COW-
PER , Myot. 1724. c. 33. Tab. 1. 5. 55. 57. *Le*
muscle aponeurotique, ou le muscle du fascia lata,
WINSLOW , Tr. des muscles, §. 422. *Le fascia*
lata, GAUTIER, Ess. d'anat. T. XVIII. 163. *Ten-*
sor vaginæ femoris, ALBINI H. M. L. III. c. 193.
ej. Tab. M. I. M. N. O.; IX. q. r. s.; XXIII.
fig. 8. JADELOT , Tab. III. 36. VII. 22. *Der*
Spann-Muskel der Schenkelscheide , BAHRDT, Tab.
XXIV. fig. 7. Synt. T. I. LODER , Tab. XXIII.
fig. 3. n. 5.

§. 787.

ATTACHES. Il commence de la face externe
de l'épine antérieure et supérieure de l'os des îles,
par des fibres aponeurotiques , qui deviennent
bientôt charnues , et forment un muscle épais ,
qui descend à la face externe de la cuisse entre
deux lames du fascia lata , et s'y termine après
avoir parcouru l'espace du premier quart de la
cuisse environ.

§. 788.

USAGES. Par la contraction du muscle , le
fascia lata est tendu.

Lorsque cette aponeurose est dans l'état de tension par son muscle et l'oblique externe (§. 67.)
les muscles de la cuisse sont serrés, leur propre
contraction a donc plus d'effet , parce qu'un

muscle, retenu dans une gaine, ne peut pas changer de situation.

Muscles de la Cuisse.

§. 789.

Les muscles de la face anterieure de la cuisse sont :

1. Fléchisseurs de la cuisse,
    I. Le grand Psoas. §. 790.
    II. Le petit Psoas. §. 792.
    III. L'Iliaque interne. §. 794.
    IV. Le Pectiné. §. 795.
        Capsules iliaques. §. 799.
    V· L'Obturateur externe. §. 803.
        NB. Ce muscle est rotateur.
2. Fléchisseurs de la jambe,
    VI. Le Couturier. §. 806.
    VII. Le Grêle interne. §. 808.
3. Adducteurs et Fléchisseurs de la cuisse.
    VIII. Le long Adducteur. §. 811.
    IX. Le petit Adducteur. §. 813.
    X. Le grand Adducteur. §. 815.
4. Extenseurs de la jambe,
    XI. Le Droit de la cuisse. §. 818.
    XII. Le Vaste externe. §. 820.
    XIII. Le Crural. §. 822.
    XIV. Le Vaste interne. §. 824.

I. Le

I. LE GRAND PSOAS.

§. 790.

SYNONYMES. Sextus femur moventium, VESAL. de C. H. F. L. II. c. 56. p. 286. Tab. VIII. *Psoæ magni*, EUSTACHIUS, Tab. XXVIII. Q. Q. *Primus femur flectentium, Psoas, lumbalis*, CASSERIUS, L. IV. T. 31. D. G. SPIEGEL, de C. H. F. L. IV. c. 22. p. 126. RIOLAN, Anthrop. L. V. c 41. COWPER, Myotom. 1724. c. 32. Tab. 3. 6. 54. 55. *Le Psoas, ou Lombaire interne*, WINSLOW, Tr. des muscles, §. 364. GAUTIER, Ess. d'anat. Tab. XVIII. 141. *Psoas magnus*, ALBINI, H. M. L. III. c. 84. *ej.* Tab. M. IV. t.; XXI. fig. 12. 13. JADELOT, Tab. III. 32. VI. 16. X. 11 *Der grose Lenden-Muskel*, BAHRDT, Tab. XXIV. fig. 2. 3. 5. Synt. Tab. I. LODER, Tab. XXVII. 34. 35. XLII. fig. 12. 13.

§. 791.

ATTACHES. Ce muscle et les deux suivans, sont situés en partie derrière la cavité du bas-ventre.

Le grand psoas commence à la face latérale du corps de la douzième vertèbre du dos, et de toutes celles des lombes, puis des apophyses transverses des mêmes vertèbres; il ne forme qu'une seule masse de chair aux corps des vertèbres, mais aux apophyses il est attaché par autant de chefs charnus. Les chefs se réunissent de

L

suite au reste du muscle, qui est mince en commencant, et qui s'épaissit en descendant. Son extrémité supérieure touche le diaphragme, et son bord externe touche le muscle quarré des lombes.

Il descend en ligne droite jusqu'à l'os sacrum, d'où il continue obliquement en dehors, et diminue en même tems de volume.

Il forme peu à peu un tendon, dont le bord intérieur est toujours accompagné de fibres charnues.

Il se porte par-dessus le détroit supérieur du bassin dans la cuisse; avant que d'atteindre le bord du bassin, il se joint au muscle iliaque interne, posé à son bord extérieur. (§. 795.)

II. LE PETIT PSOAS.

§. 792.

SYNONYMES. Psoas parvus, EUSTACHIUS, T. XXXVIII. q. RIOLAN, Anthrop. L. V. c. 41. COWPER, Myot. 1724. c. 32. Tab. 54. *Le petit Psoas*, WINSLOW, Tr. des muscles, §. 368. 723. *Psoas parvus*, ALBINI, H. M. L. III. c. 83. *ej.* Tab. M. IV. r. s.; XV. fig. 14. JADELOT, T. V. 15. *Der kleine Lenden-Muskel*, BAHRDT, Tab. XXIV. fig. 1. Synt. Tab. II. LODER, Tab. XXVII. 32. 33. XLII.; fig. 16.

§. 793.

ATTACHES. Ce muscle ne se trouve pas dans tous les cadavres.

Couché sur le grand psoas, il commence du corps de la dernière vertèbre du dos et de la première des lombes. Quelquefois je l'ai encore vû attaché à la seconde et troisième vertèbre des lombes.

Il forme un petit corps de muscle, qui se change bientôt en un long tendon, qui accompagne le grand psoas jusqu'au bord du bassin.

Une partie de ce tendon dégénère en une aponeurose, qui se perd sur le grand psoas, et le reste s'attache au bord du bassin, au commencement de la branche horizontale de l'os pubis.

III. L'ILIAQUE INTERNE.

§. 794.

SYNONYMES. Septimus femur moventium, VÉSAL. de C. H. F. L. II. c. 56. p. 286. Tab. VIII. A; *Iliacus internus*, EUSTACHIUS, Tab. XXXVIII. u. *Secundus femur flectentium, iliacus*, CASSERIUS, L. IV. Tab. 31. I. SPIEGEL, de C. H. F. L. IV. c. 22. p. 127. *Iliacus*, RIOLAN, Anthrop. L. V. c. 41. *Iliacus internus*, COWPER, Myot. 1724. c. 32. Tab. 3. 6. 54. *L'Iliaque*, WINSLOW, Tr. des muscles, §. 369. GAUTIER, Ess. d'anat. Tab. XVIII. 142. *Iliacus internus*, ALBINI H. M. L. III. c. 86. *ej.* Tab. M. IV. y.; XXI. fig. 14. JADELOT, Tab. VI. 17. X. 11. *Der innere Hüft-Muskel*, BAHRDT, Tab. XXIV. fig. 4. 5. Synt. Tab. I. LODER, Tab. XXVII. 36. XLII. fig. 14.

§. 795.

ATTACHES. Il commence de la lèvre interne de la crête et de toute la cavité interne de l'os des îles, par des fibres musculaires. Elles se portent delà en manière de rayons vers le bord antérieur du bassin; le muscle y est donc beaucoup plus étroit, mais en même temps plus épais.

Pendant qu'il est encore dans la cavité du bassin, son bord interne s'unit au bord externe du grand psoas. La masse commune passe ensuite dessus le bord antérieur du bassin dans la cuisse, et se dirige sur la tête du femur, du dehors en dedans.

Elle y est renforcée par une nouvelle portion, qui commence à la lèvre externe du bord du bassin, et au ligament capsulaire de la tête de l'os de la cuisse.

La portion de la masse commune, qui appartient à l'iliaque, devient enfin tendineuse aussi; mais celle qui vient du psoas, l'a été plutôt. Ce tendon épais s'attache au petit trochanter, toujours accompagné à son bord interne par quelques fibres charnues, qui s'attachent au femur sous le trochanter.

IV. LE PECTINÉ.

§. 796.

SYNONYMES. La portion du *Octavus femur flectentium*, qui commence du pubis, près l'os de la hanche, VESAL. de C. H. F. L. II. c. 56. p. 287. Tab. VIII. *Pectinei*, EUSTACHIUS, Tab. XXVIII. P.P. *Quartus femur flectentium*, CASSERIUS, L. IV. T. 34. Z. Id. s. *Lividus*, SPIEGEL, de C. H. F. L. IV. c. 22. p. 127. *Pectineus*, RIOLAN, Anthrop. L. V. c. 41. COWPER, anat T. 75. L. Myot. 1724. c. 32. Tab. 6. 54. *Le pectiné*, WINSLOW, Tr. des muscles, §. 374. GAUTIER, Ess. d'anat. Tab. XVIII. 143. *Pectineus*, ALBINI H. M. L. III. c. 199. *ej*. Tab. M. I. E. XXII fig. 5. 6. JADELOT, Tab. III. 31. *Der Kamm - Muskel*, BAHRDT, Tab. XXVI. fig. 4. 5. Synt. Tab. I. LODER, Tab. XXVI. 116. XLIII. fig. 5. 6.

§. 797.

ATTACHES. Il commence à la crête de la branche horizontale de l'os pubis, par des fibres charnues, et forme un muscle longuet, qui se porte en dehors, et se rétrécit peu-à-peu; il finit par un tendon large et robuste au côté interne de l'os de la cuisse sous le petit trochanter.

Usages des Muscles I. — IV.

§. 798.

Le grand psoas, l'iliaque et le pectiné, fléchissent le femur en ligne droite.

Le pectiné est en même temps un peu adducteur.

Lorsque la cuisse est fixée, les trois muscles fléchissent le bassin tant soit peu sur la cuisse.

Le petit psoas est en état de tendre le grand psoas, et d'en augmenter ainsi l'action.

Capsules iliaques.

§. 799.

PRÉPARATION. On séparera les muscles iliaque interne, psoas, et pectiné, de haut en bas du tissu cellulaire, qui est au-dessous. en laissant ce tissu sur les os de la hanche, et sur l'articulation de l'os de la cuisse.

§. 800.

SYNONYMES. WINSLOW, Tr. des muscles, §. 373. ALBINUS, H. M. L. III. c. 86. JANKE, Pr. p. XV. b. MONRO, bursæ, Tab. III. K. FOURCROY, Ac. des Sc. 1786. p. 558. KOCH, Diss. p. 40. n. 1. LODER, Tab. XLVIII. fig. 5. n. 15. XLIX. fig. 1. 2.

§. 801.

La première et la plus grande des capsules qui s'offrent alors, est la *capsule iliaque*, commune aux muscles iliaque interne et grand psoas, et située entre ces muscles, le bassin, et le ligament capsulaire de la tête du femur. Cette capsule communique quelquefois avec l'intérieur de l'articulation ; j'ai vû cette communication aux deux cuisses du même cadavre. Elle commence dans la cavité du grand bassin, sur les limites des os pubis et des îles, passe par-dessus le bord antérieur du bassin dans la cuisse, et s'y termine immédiatement au-dessus du petit trochanter. Le tendon du muscle iliaque sert de paroi antérieur à cette capsule.

§. 802.

Une seconde *capsule*, qu'on peut appeler *pectinée*, se trouve plus bas, entre l'extrémité inférieure du tendon de l'iliaque, et le muscle pectiné. Le tendon du muscle iliaque sert de paroi à cette capsule, comme à la précédente, avec cette différence cependant, que la capsule pectinée ne commence qu'à une hauteur, à laquelle la capsule iliaque est déjà terminée, et que celle-ci est posée derrière le tendon du muscle iliaque, tandis que celle-là est située devant lui. LODER, Tab. XLVIII. fig. 5. n. 17.

V. L'OBTURATEUR EXTERNE.

§. 803.

REMARQUE. Quoique ce muscle ne fléchisse pas la cuisse, il est convenable de le décrire ici, en ce qu'il est situé derrière le pectiné, qu'il faut recliner.

§. 804.

SYNONYMES. Nonus femur moventium, VÉSAL. de C. H. F. L. II. c. 56. p. 287. T. VIII. *Obturator externus*, EUSTACHIUS, Tab. XXXVIII. X.

Secundus femur circumagentium, *Obturator exter-
nus*, CASSERIUS, L. IV. Tab. 33. C. SPIEGEL,
de C. H. F. L. IV. c. 22. p. 127. *Obturator ex-
ternus*, RIOLAN, Anthrop. L. V. c. 41. COWPER,
Myot. 1724. c. 32. Tab. 9. 56. 58. *L'Obturateur
externe*, WINSLOW, Tr. des muscl. §. 417. GAU-
TIER, Ess. d'anat. T. XVIII. 151. *Obturator ex-
ternus*, ALBINI H. M. L. III. c. 203. *ej.* Tab.
M. IV. XXII. fig. 7. 8. JADELOT, Tab. V. 24.
VIII. 24. *Der äussere Verstopfer*, BAHRDT, Tab.
XXVIII. fig. 3. 4. Synt. Tab. II. LODER, Tab.
XXVII. 80. XLIII. fig. 7. 8.

§. 805.

ATTACHES. Il occupe tout le bord antérieur
du trou ovalaire, et la surface antérieure de la
membrane obturatrice. Ses fibres se dirigent en
travers du dedans en dehors, en montant un
peu vers le grand trochanter. Il a une figure
triangulaire, et se termine par un tendon, que
l'on décrira plus bas. (§. 855.)

VI. LE COUTURIER.

§. 806.

SYNONYMES. Primus tibiam moventium, VÉ-
SAL. de C. H. F. L. II. c. 53. p. 278. Tab. I. o.
Sartorii, EUSTACHIUS, T. XXVIII. XX. *Primus
tibiam flectentium, Sartorins*, CASSERIUS, L. IV.
T. 34. A. SPIEGEL, de C. H. F. L. IV. c. 23. p. 128.

Longus, s. *Sutorius*, RIOLAN, Anthrop. L. V. c. 42. *Fascialis longus*, BIDLOO, T. 75. A. *Sartorius*, COWPER, anat. eod ; Myot. 1724. c. 33. Tab. 1. 55. 56. 59. *Le couturier*, WINSLOW, Tr. des musc. §. 445. GAUTIER, Ess. d'anat. Tab. XVIII. 162. *Sartorius*, ALBINI H. M. L. III. c. 195. *ej.* Tab. M. I. H. I. XXIII. fig. 4. 5. JADELOT, Tab. III. 35. *Der Schneider-Muskel*, BAHRDT, Tab. XXV. fig. 5. Synt. Tab. I. LODER, Tab. XXVI. 112. 113. XLIV. fig. 3.

§. 807.

ATTACHES. C'est le plus long muscle du corps. Il commence par un tendon court et fort de l'épine antérieure et supérieure de l'os des îles, à côté du muscle du fascia lata. Il descend obliquement sur la partie antérieure de la cuisse, de manière qu'il va du dehors par le milieu de la cuisse vers le côté interne, immédiatement sous le fascia lata, à travers duquel il est visible dans toute sa marche. Vers l'extrémité inférieure de la cuisse, il se change en un tendon long et grêle, qui passe derrière le condyle interne du femur dans la jambe. Il tourne ensuite en avant sur la face interne du tibia, et s'unit en partie à la continuation du fascia lata, qui formera l'aponeurose crurale, en partie il se termine à l'épine du tibia.

VII. LE GRÊLE INTERNE.

§. 808.

SYNONYMES. *Secundus tibiam moventium*, VESAL. de C. H. F. L. II. c. 53. p. 278. Tab. XVI. Δ; *Graciles*, EUSTACHIUS, Tab. XXVIII. Z. Z. *Secundus tibiam flectentium*, CASSERIUS, L. IV. Tab. 34. F. SPIEGEL, de C. H. F. L. IV. c. 23. p. 128. *Gracilis*, RIOLAN, Anthrop. L. V. c. 42. BIDLOO, T. 75. D. COWPER, anat. eod.; Myot. 1724. c. 33. Tab. 1. 55. 56. 59. *Le grêle interne ou droit interne*, WINSLOW, Tr. des musc. §. 449. GAUTIER, Ess. d'anat. Tab. XVIII. 154. *Gracilis*, ALBINI, H. M. L. III. c. 201. *ej.* Tab. M. II. XXIII. fig. 5. JADELOT, Tab. III. 29. *Der schlanke Muskel*, BAHRDT, Tab. XXVI. fig. 3. Synt. Tab. I. LODER, Tab. XXVI. 118. 119. XLIV. fig. 5.

§. 809.

Ce muscle commence par un tendon large et mince, à la branche descendante de l'os pubis. Delà il descend en ligne droite, le long de la face interne de la cuisse, en se rétrécissant. Il forme enfin un tendon long et grêle, qui passe derrière celui du couturier, par la face postérieure du condyle interne du femur, à la jambe, où étant parvenu, il se tourne en avant, pour se terminer comme le couturier.

Usages des Muscles VI et VII.

§. 810.

Ces deux muscles étant attachés au bassin et à la jambe, agissent sur celle-ci, en la fléchissant et la tournant en dedans, c'est-à-dire que cette jambe est fléchie vers l'autre cuisse.

VIII. LE LONG ADDUCTEUR.

§. 811.

SYNONYMES. La portion du *Octavus femur moventium*, qui commence de la symphyse des os pubis, VESAL. de C. H. F. L. II. c. 56. p. 287. Tab. VIII. *Pars prima, quinti femur moventium*, FALLOPP. Obs. an. p. 724. *Adductores longi femorum*, EUSTACHIUS, T. XXVIII. Y. Y. Une portion du *Tertius femur moventium*, CASSERIUS, L. IV. Tab. 35. Q. Le troisième chef du *Tertius femur flectentium, Triceps*, SPIEGEL, de C. H. F. L. IV. c. 22. p. 127. *Primum caput tricipitis*, RIOLAN, Anthrop. L. V. c. 41. Le second chef du *triceps*, COWPER, Myot. 1724. c. 32. Tab. 3. 6. 9. 56. 59. *Le premier muscle du triceps*, WINSLOW, Tr. des muscles, §. 395. *La première tête du triceps*, GAUTIER, Ess. d'anat. Tab. XVIII. 153. 1. *Adductor longus femoris*, ALBINI, H. M. L. III. c. 200. *ej.* Tab. M. II. XXII. fig. 1. 2. JADELOT, Tab. III. 30. *Der lange Zuzieher des Schenkels*, BAHRDT, Tab. XXVII. fig. 7. 8. Synt. Tab. I. LODER, Tab. XXVI. 117. XLIII. fig. 3.

§. 812.

ATTACHES. Ce muscle qui forme un cylindre applati, commence par un tendon fort et rond au tubercule de l'os pubis. Il se change de suite en un muscle, qui se porte en dehors au côté interne du milieu de la cuisse, et s'y attache par un tendon large à la lèvre interne de la ligne raboteuse, qui descend à la surface postérieure de l'os de la cuisse. Quelques fibres descendent plus bas, et s'unissent au grand adducteur.

IX. LE PETIT ADDUCTEUR.

§. 813.

SYNONYMES. La portion antérieure du *Quintus femur moventium*, VESAL. de C. H. F. L. II. c. 56. p. 286. Tab. XII. *Pars secunda, quinti femur moventium*, FALLOP. Obs. an. p. 724. *Adductor brevis femoris*, EUSTACHIUS, Tab XXXVIII. y. Une portion du *Tertius femur flectentium*, CASSERIUS, L. IV. Tab. 35. Q. Le second chef du *Tertius femur flectentium*, *triceps*, SPIEGEL, de C. H. F. L. IV. c. 22. p. 127. *Alterum caput tricipitis*, RIOLAN, Anthrop. L. V. c. 41. Le troisième chef du *triceps*, COWPER, Myot. 1724. c. 32. Tab. 3. 6. 9. 56. 59. *Le second muscle du triceps*, WINSLOW, Tr. des muscl. §. 397. *La deuxième tête du triceps*, GAUTIER, Ess. d'anat. T. XVIII. 153. 2. *Adductor brevis femoris*, ALBINI, H. M. L. III. c. 202. *ej.* Tab. M. III.

a — h. XXIII. fig. 3. 4. JADELOT, Tab. V. 25.
Der kurze Zuzieher des Schenkels, BAHRDT, Tab.
XXVII. fig. 9. 10. Synt. Tab. II. LODER, Tab.
XXVII. 81. XLIII. fig. 1. 2.

§. 814.

ATTACHES. Il commence tout charnu de la
branche descendante de l'os pubis, et se porte
à la lèvre interne de la ligne raboteuse du femur,
à laquelle il s'attache depuis le petit trochanter
jusqu'à l'endroit, auquel s'attache le long adducteur.

Ce muscle court et très-épais, est souvent partagé en deux portions, par les vaisseaux sanguins
qui le percent.

X. LE GRAND ADDUCTEUR.

§. 815.

SYNONYMES. La portion postérieure du *Quin-*
tus femur moventium, VÉSAL. de C. H. F. L. II.
c. 56. p. 285. Tab. XII. *Tertia et quarta pars,*
quinti femur moventium, FALLOPP. Obs. an. p. 724.
Adductor magnus femoris, EUSTACHIUS, Tab.
XXXII. A. XXXVIII. Z. A. Une portion du
Tertius femur flectentium, CASSERIUS, L. IV.
Tab. 35. Q. Le premier chef du *Tertius femur*
flectentium, triceps, SPIEGEL, de C. H. F. L. IV.
c. 22. p. 127. *Tertium caput tricipitis*, RIOLAN,
Anthrop. L. V. c. 41. *Maximum tricipitis caput,*

COWPER, anat. T. 76. I. Le premier chef du *triceps*, COWPER, Myot. 1724. c. 32. Tab. 3. 6. 9. 56. 59. *Le troisième muscle du triceps*, WINS-LOW, Tr. des muscl. §. 399. *La troisième tête du triceps*, GAUTIER, Ess. d'anat. Tab. XVIII. 3. *Adductor magnus femoris*, ALBINI, H. M. L. III. c. 204. EJ. Tab. M. V. H. IV. XXI. fig. 16. 17. JADELOT, Tab. VI. 19. *Der grose Zuzieher des Schenkels*, BAHRDT, Tab. XXVIII. fig. 1. 2. Synt. Tab. I. LODER, Tab. XXVII. 82. XLII. fig. 17. 18.

§. 816.

ATTACHES. Il commence charnu à la branche descendante de l'os pubis, et à la montante de l'ischion, jusqu'à la tubérosité de ce dernier os. Delà ses fibres gagnent toute la longueur de la ligne raboteuse du femur, à laquelle elles s'attachent derrière le petit et le long adducteur; de manière que ses fibres supérieures sont presque transversales, les suivantes obliques, et les inférieures verticales.

Celles-ci deviennent tendineuses, et s'unissent à celles qui descendent du long adducteur. Il s'en forme un tendon, qui s'attache enfin au condyle interne du femur.

Ce muscle, un des plus volumineux du corps, est percé de plusieurs trous près l'os de la cuisse, pour donner passage à différentes ramifications de vaisseaux. Vers l'extrémité inférieure de la cuisse, il y a une ouverture considérable entre le tendon du muscle et l'os, par laquelle passent les vaisseaux et nerfs cruraux, de la face antérieure et interne de la cuisse à la postérieure.

Usages des Muscles VIII. IX. X.

§. 817.

Les trois adducteurs approchent une cuisse de l'autre, et la fléchissent en même temps dans une direction oblique, vers l'autre côté du bassin. C'est par eux, qu'on est en état de mettre une cuisse sur l'autre, en les croisant.

XI. Le Droit de la Cuisse.

§. 818.

SYNONYMES. Nonus tibiam moventium, VÉSAL. de C. H. F. L. II. c. 53. p. 282. Tab. IV. *Recti crurum*, EUSTACHIUS, Tab. XXXVIII. V. V. *Secundus tibiam extendentium*, *rectus*, CASSERIUS, L. IV. Tab. 35. A. SPIEGEL, de C. H. F. L. IV. c. 23. p. 129. *Rectus gracilis*, RIOLAN. Anthrop. L. V. c. 42. BIDLOO, T. 75. G. COWPER, anat. eod.; *Rectus femoris*, COWPER, Myot. 1724. c. 33. Tab. 1. 2. 61. *Le droit antérieur, ou le grêle antérieur*, WINSLOW, Tr. des muscles, §. 429. GAUTIER, Ess. d'anat. T. XVIII. 158. *Rectus cruris*, ALBINI, H. M. L. III. c. 194. *ej.* Tab. M. I. T—X. XXIII. fig. 2. 3. JADELOT Tab. III. 38.

Der grade Muskel des Unterschenkels, BAHRDT, Tab. XXV. fig. 6. 7. Synt. Tab. I. LODER, Tab. XXVI. 121. 122. XLIV. fig. 1. 2.

§. 819.

ATTACHES. Il commence par deux tendons, dont l'un est attaché à l'épine antérieure et inférieure de l'os des îles, et l'autre au bord de la cavité cotyloïde du bassin; ils se réunissent de suite, et forment un tendon robuste et large, qui descend sur la face antérieure de la cuisse, où il devient peu-à-peu charnu, ensorte que les fibres musculaires commencent plus haut à la surface postérieure, qu'à l'antérieure. Au milieu de la cuisse, il forme un muscle fort et penniforme, qui diminue ensuite et conserve assez long-temps sa fibre musculaire à sa surface antérieure; mais à la surface postérieure il commence à former un second tendon vers le milieu de la cuisse. Il se termine enfin en un large tendon, qui s'unit à l'extrémité antérieure de la cuisse aux muscles suivans.

XII. LE VASTE EXTERNE.

§. 820.

SYNONYMES. Septimus tibiam moventium, VÉSAL. de C. H. F. L. II. c. 53. p. 281. Tab. V. Λ; *Vasti externi*, EUSTACHIUS, Tab. XXVIII. T. T. T. XXIX. t. *Tertius tibiam extendentium*, *vastus externus*, CASSERIUS, L. IV. Tab. 35. G. 37. M. SPIEGEL,

SPIEGEL, de C. H. F. L. IV. c. 23. p. 129. *Vastus externus*, RIOLAN, Anthrop. L. V. c. 42. BIDLOO, T. 75. I. COWPER, anat. eod. ; Myot. 1724 c. 33. Tab. 1. 2. 61. *Le vaste externe*, WINSLOW, Tr. des muscles, §. 434. GAUTIER, Ess. d'anat. Tab. XVIII. 159. *Vastus externus*, ALBINI H. M. L. III. c. 196. *ej.* Tab. M. I. P — S. XXIII. fig. 6. 7. JADELOT, Tab. III. 37. *Der äussere dike Muskel*, BAHRDT, Tab. XXVI. fig. 1. 2. Synt. Tab. I. LODER, Tab. XXVI. 124. XLIV. fig. 6. 7.

§. 821.

ATTACHES. Ce grand muscle occupe toute la longueur du femur au côté externe. Il commence sous le grand trochanter, et recoit des fibres de toute la longueur de l'os, auquel il est tout-à-fait attaché. De ces fibres, les postérieures viennent de la ligne raboteuse, qui descend à la surface postérieure de l'os, et se dirigent toutes obliquement en bas; les externes sont tendineuses, et les internes charnues, de manière que la surface externe du muscle, paroît couvert d'une aponeurose. Le muscle est uni au suivant dès le milieu de la cuisse, et ne forme plus qu'une seule masse avec lui.

XIII. LE CRURAL.

§. 822.

SYNONYMES. La portion antérieure du *Octavus tibiam moventium*, VESAL. de C. H. F. L. II.

M

c. 53. p. 281. Tab. V. La portion antérieure du *Quartus tibiam extendentium* de CASSERIUS et de SPIEGEL. *Crureus*, RIOLAN, Anthrop. I. V. c. 42. BIDLOO, T. 76. C. COWPER, anat. eod. *Crureus s. femoreus*, COWPER, Myotom. 1724. c. 33. Tab. 2. 6. 61. *Le Crural*, WINSLOW, Tr. des muscles, §. 441. GAUTIER, Ess. d'anat. Tab. XVIII. 161. *Cruralis*, ALBINI, H. M. L. III. c. 198. *ej.* Tab. M. II. XXIII. fig. 7. JADELOT, Tab. IV. 40. *Der Unter-Schenkel-Muskel*, fig. 2. Synt. Tab. I. LODER, Tab. XXVI. 126. XLIV. fig. 7.

§. 823.

ATTACHES. Il occupe la face antérieure de la cuisse, derrière le muscle droit, et ses côtés sont un peu couverts par les deux vastes.

Il commence entre les deux trochanters par des fibres charnues. Etroit d'abord, il devient volumineux en descendant, et reçoit toujours de nouvelles fibres de l'os, auquel il est partout attaché. Sa surface antérieure devient tendineuse sous la moitié de la cuisse, où il s'unit au précédent et au suivant, et y contribue à former la masse commune.

XIV. LE VASTE INTERNE.

§. 824.

SYNONYMES. La portion intérieure du *Octavus tibiam moventium*, VESAL. de C. H. F. L. II. c. 53. p. 281. Tab. V. *Vasti interni*, EUSTACHIUS, Tab.

XXVIII. W. W. *Quartus tibiam extendentium,* *Vastus internus,* CASSERIUS, L. IV. Tab. 35. L. M. 37. P. Q. R. SPIEGEL, de C. H. F. L. IV. c. 23. p. 129. *Vastus internus,* RIOLAN, Anthrop. L. V. c. 42. BIDLOO, T. 75. H. COWPER, anat. eod.; Myot. 1724. c. 33. Tab. 1. 2. 61. *Le Vaste interne,* WINSLOW, Tr. des musc. §. 438. GAU-TIER, Ess. d'anat. Tab. XVIII. 160. *Vastus internus,* ALBINI, H. M. L. III. c. 197. *ej.* Tab. M. I. Y. Z. Y. XXIII. fig. 6. 7. JADELOT, Tab. III. 39. *Der innere dike Muskel,* BAHRDT, Tab. XXVI. fig. 1. 2. Synt. Tab. VI. LODER, Tab. XXVI. 125. XLIV. fig. 6. 7.

§. 825.

ATTACHES. Ce muscle plus petit que les deux précédens occupe le côté interne de la cuisse. Il commence de l'os sous le petit trochanter, où on le peut séparer du crural, et continue de tirer des fibres du femur, auquel il est attaché dans toute sa longueur, et dont il entoure la face interne jusqu'à la ligne âpre.

Tout charnu au commencement, sa surface interne est aponeurotique vers le bas. Après la moitié de la cuisse, il est uni aux muscles précédens, et forme avec eux la masse commune.

Fin commune des Muscles XI — XIV.

§. 826.

Il a été dit que ces muscles s'unissent en une masse commune à l'extrémité inférieure du femur.

M 2

Cette masse est encore charnue latéralement au-dessus des deux condyles, tandis que le devant est déjà tendineux par l'union des tendons du muscle droit et du crural; les portions charnues se terminent enfin en tendons, en passant par-dessus les condyles. Toute la masse descend sur l'articulation, aux condyles du tibia, sous la forme d'une forte aponeurose, dans laquelle on distingue cependant un tendon au milieu, et un de chaque côté; celui du milieu passe devant la rotule, lui est fortement attaché, et se termine à l'épine du tibia; les deux tendons latéraux se terminent aux condyles de cet os, ensorte que la tête du tibia est entourée de leur ensemble.

USAGES.

§. 827.

Ces quatre muscles étendent la jambe. Ils attirent et fixent la rotule engagée dans leur tendon, ce qui empêche que la jambe ne soit pas fléchie en devant.

DIX-SEPTIÈME LEÇON.

MUSCLES POSTÉRIEURS DE LA CUISSE.

§. 828.

PRÉPARATION. On sépare la peau, en observant de ne point intéresser l'aponeurose, qui couvre les muscles.

Fascia lata.

§. 829.

Les muscles de la partie postérieure de la cuisse sont couverts par nne continuation du fascia lata (§. 781.), qui passe de l'epine antérieure et supérieure de l'os des îles, par la lèvre externe de la crête de cet os, à l'os sacrum et coccyx, delà à la tubérosité de l'os ischion; et qui descend ensuite par toute la surface postérieure de la cuisse.

Il est si mince à cette partie des fesses, qui se trouve sous la tubérosité de l'os des îles, et à côté de l'os sacrum, qu'il n'est guère plus fort qu'un tissu cellulaire commun, mêlé de graisse, mais il est très-fort à la partie extérieure des fesses.

En descendant par la cuisse, il est toujours épais à la surface externe, et mince à l'interne.

Il se continue par le jarret dans la jambe.

Cette partie du fascia lata ne peut être séparée de tous les muscles qu'il couvre, comme l'antérieure; il est attaché à ceux de la fesse, et peut seulement être séparé de ceux de la cuisse.

DES MUSCLES.

§. 830.

Les muscles de cette région sont situés

1. entre le bassin et la cuisse,

    I. Le grand Fessier. §. 831.

        Capsule du grand Fessier. §. 833.

    II. Le moyen Fessier. §. 835.

        Capsule du moyen Fessier. §. 837.

    III. Le petit Fessier. §. 838.

        Capsule du petit Fessier. §. 840.

    IV. Le Pyriforme. §. 842.

    V. Les petits Jumeaux. §. 845.

    VI. L'Obturateur interne. §. 849.

        Capsule de l'Obturateur. §. 851.

    VII. Le Quarré de la cuisse. §. 852.

        Capsule du Quarré. §. 854.

2. entre le bassin et la jambe.

    VIII. Le Biceps de la cuisse. §. 857.

    IX. Le demi-Tendineux. §. 861.

    X. Le demi-Membraneux. §. 863.

        Capsules de la tubérosité ischiatique. §. 865.

I. LE GRAND FESSIER.

§. 831.

SYNONYMES. Primus femur moventium, VE-
SAL. de C. H. F. L. II. c. 56. p. 284. Tab. IX.
Gluteus magnus, EUSTACHIUS, Tab. XXIX. X.
XXX. I. *Primus femur extendentium*, *glutæus ma-*
gnus, CASSERIUS, L. IV. Tab. 29. E. SPIEGEL,
de C. H. F. L. IV. c. 22. p. 126. *Maximus et exti-*
mus gloutius, RIOLAN, Anthrop. L. V. c. 41.
BIDLOO, T. 72. A. COWPER, anat. eod.; *Glu-*
tæus major, COWPER, Myot. 1724. c. 32. Tab. 5.
7. 55. 57. *Le grand fessier*, WINSLOW, Tr. des
muscles, §. 377. GAUTIER, Ess. d'anat. Tab.
XVIII. 144.. *Gluteus magnus*, ALBINI, H. M.
L. III. c. 183. *ej.* Tab. M. V. IX. w. x. y. XXI.
fig. 1. JADELOT, Tab. VII. 23. *Der grosse Ge-*
säss-Muskel, BAHRDT, Tab. XXIV. fig. 6. Synt.
Tab. I. LODER, Tab. XXVIII. 86. XLII. fig. 1.

§. 832.

ATTACHES. Ce muscle large et épais, occupe
la majeure partie de la face postérieure du bassin;
sa portion externe seulement, est occupée par
le moyen fessier.

Le grand commence par de courtes fibres tendineuses de l'os du coccyx, des ligamens sacro-
ischiatiques, de l'os sacrum, de la tubérosité et
de la partie postérieure de la crête de l'os des
îles. Elles se changent de suite en fibres charnues,

qui forment des faisceaux épais, couverts par une continuation subtile du fascia lata, et attachés l'un à l'autre par un tissu cellulaire, chargé de beaucoup de graisse, ce qui rend le muscle propre aux usages, auxquels il est destiné de servir de coussin mol et cédant. Les faisceaux charnus se portent en manière de rayons vers le grand trochanter.

Avant que de l'atteindre, ils deviennent tendineux, et se changent en un forte aponeurose, qui se rétrécit en un tendon robuste. En passant sur le grand trochanter, le fascia lata, uni jusqu'à présent à toute la surface du muscle, s'en détache, et n'y tient plus que par le tissu cellulaire. On dit donc que le fascia lata, très-épais en cet endroit, s'unit au muscle fessier, en se tournant de la surface antérieure de la cuisse sur la postérieure.

Le tendon s'attache enfin à la ligne raboteuse du femur, sous le grand trochanter, dans l'étendue de deux pouces. La partie interne du tendon est accompagnée de fibres charnues jusque dans l'os.

Capsule muqueuse du grand Fessier.

§. 833.

PRÉPARATION. On séparera le grand fessier, en commencant à son bord inférieur de derrière en devant, et du coccyx à la tubérosité de l'ileon.

En séparant, on dégagera la surface inférieure du muscle de toute cellulosité, qui sera laissée sur le muscle inférieur.

§. 834.

ATTACHES. Cette capsule se trouve entre le grand trochanter, le tendon du grand fessier, le muscle du fascia lata, et le vaste externe. Elle est une des plus grandes qui soient dans le corps. Elle renferme plusieurs follicules adipeuses dans une membrane roussâtre. Souvent on la trouve partagée en plusieures parties, ou en quelques capsules indépendantes l'une de l'autre, dont la première est sur le trochanter, et les autres au-dessous de lui.

SYNONYMES. ALBINUS, H. M. L. III. c. 183. JANKE, p. XV. d. MONRO, bursæ, Tab. III. V. Tab. V. U. V. W. FOURCROY, Ac. des Sc. 1786. p. 551. KOCH, Diss. p. 41. n. 3. 9. 10. LODER, Tab. XLVIII. fig. 5. n. 11. XLIX. fig. 3. n. 16.

II. LE MOYEN FESSIER.

§. 835.

SYNONYMES. *Secundus femur moventium,* VESAL, de C. H. F. L. II. c. 56. p. 285. Tab. X. *Gluteus medius,* EUSTACHIUS, Tab. XXIX. Y. *Secundus femur extendentium, glutæus medius,* CASSERIUS, L. IV. T. 29. L. SPIEGEL, de C. H. F. L. IV. c. 22. p. 126. *Secundus et medius gloutius,* RIOLAN, Anthrop. L. V. c. 41. BIDLOO,

T. 72. D. COWPER, anat. eod. *Glutæus medius*, COWPER, Myot. 1724. c. 32. Tab. 7. 8. 55. 58. *Le moyen fessier*, WINSLOW, Tr. des muscles, §. 383. GAUTIER, Ess. d'anat. T. XVIII. 145. *Gluteus medius*, ALBINI H. M. L. III. c. 184. *ej.* Tab. M. V. Y. VI. i. k. l. XXI. fig. 3. JADE-LOT, Tab. VII. 21. VIII. 20. *Der mittlere Ge-säss-Muskel*, BAHRDT, Tab. XXV. fig. 3. 4. LO-DER, Tab. XXVIII. 87. 88. XLII. fig. 2. 3.

§. 836.

ATTACHES. Par la dissection faite au précé-dent §. , le moyen fessier est à découvert.

Il commence au bord de l'os des îles, qui appartient à l'échancrure ischiatique, et occupe toute la surface externe de l'os iléon, entre la crête et l'arcade demi-circulaire externe, jusqu'à l'épine antérieure et supérieure, où il se trouve à côté du muscle du fascia lata.

Il reçoit des fibres charnues de cette surface osseuse.

La portion postérieure du muscle étoit cachée sous le grand fessier, l'antérieure est couverte par le fascia lata, et attachée à cette aponeurose qui y est très-forte.

Les fibres se portent au grand trochanter en manière de rayons, et se changent en un ten-don peu avant que d'y parvenir. Ce tendon est attaché à toute la surface externe de cette tubé-rosité.

Capsule du moyen Fessier.

§. 837.

En séparant le moyen fessier avec la même précaution que le grand (§. 833.), on trouve une petite capsule muqueuse entre le tendon du moyen fessier, celui du pyriforme, et le grand trochanter.

ALBINUS, H. M. L. III. c. 184. MONRO, bursæ Tab. III. R. Tab. V. J. FOURCROY, Ac. des sc. 1786. p. 553. KOCH, Diss. p. 42. n. 5. LODER, Tab. XLVIII. fig. 5. n. 9.

III. LE PETIT FESSIER.

§. 838.

SYNONYMES. Tertius femur moventium, VÉSAL. de C. H. F. L. II. c. 56. p. 285. Tab. XI. *Gluteus minor,* EUSTACHIUS, Tab. XXXVI. u. *Tertius femur extendentium, glutæus minor,* CASSERIUS, L. IV. Tab. 30. G. SPIEGEL, de C. H. F. L. IV. c. 22. p. 126. *Tertius et intimus gloutius,* RIOLAN, Anthrop. L. V. c. 41. BIDLOO, T. 73. C. COWPER, anat. eod. *Glutæus minor,* COWPER, Myot. 1724. c. 32. Tab. 6. 8. 55. 58. *Le petit fessier,* WINSLOW, Tr. des muscles, §. 390. GAUTIER, Ess. d'anat. Tab. XVIII. 146. *Gluteus minor,* ALBINI H. M. L. III. c. 184. *ej.* Tab. M. VII. XXI. fig. 4. 5. JADELOT, Tab. XI. 13. *Der kleinere Gesäss-Muskel,* BAHRDT,

Tab. XXVI. fig. 6. 7. Synt. Tab. III. LODER, Tab. XXIX. 60. XLII. fig. 4. 5.

§. 839.

ATTACHES. Ce muscle tout-à-fait caché sous le moyen fessier, paroît dès que celui-ci est détaché.

Il occupe ce qui reste de la surface externe de l'os des îles, en commençant de la concavité de l'arcade demi-circulaire.

Ses fibres charnues qui proviennent de tous les points de la surface, que le muscle occupe, sont rayonnées, et se dirigent vers le grand trochanter. Elles deviennent bientôt tendineuses, forment d'abord une espèce d'aponeurose, et puis un tendon, qui s'attache au sommet du grand trochanter.

Capsule du petit Fessier.

§. 840.

En séparant ce muscle de l'os, on observe une petite capsule muqueuse entre son tendon et la pointe du grand trochanter.

ALBINUS, H. M. L. III. c. 185. JANKE, Pr. p. XV. e. MONRO, bursæ, Tab. III. S. FOURCROY, Ac. des sc. 1786. p. 554. KOCH, Diss. p. 40. n. 4. LODER, Tab. XLVIII. fig. 5. n. 7.

Usages des Muscles I. II. III.

§. 841.

Les trois fessiers étendent le femur, et le portent en arrière et en dehors, c'est-à-dire, ils le tournent et l'éloignent de l'autre cuisse.

Lorsque l'extrémité inférieure est appuyée, l'action des fessiers porte et pousse le bassin en avant, ils sont donc les principaux acteurs dans les mouvemens sexuels.

Le grand et le moyen fessiers tendent aussi le fascia lata, et contribuent par-là à augmenter la force des autres muscles.

IV. Le Pyriforme.

§. 842.

SYNONYMES. Quartus femur moventium, VÉSAL. de C. H. F. L. II. c. 56. p. 285. Tab. XI. *Pyriformis*, EUSTACHIUS, Tab. XXIX. g. *Primus femur circumagentium*, s. *pyriformis*, CASSERIUS, L. IV. Tab. 30. H. *Id.* s. *Iliacus externus*, SPIEGEL, de C. H. F. L. IV. c. 22. p. 127. *Primus quadrigeminus, pyriformis*, RIOLAN. Anthrop. L. V. c. 41. *Iliacus externus*, BIDLOO, T. 73. D. COWPER, anat. eod.; Myot. 1724. c. 32. Tab. 8. 56. 58. *Le pyriforme ou le pyramidal*, WINSLOW, Tr. des muscles, §. 403. GAUTIER, Ess. d'anat. T. XVIII. 147. *Pyriformis*, ALBINI, H. M. L. III. c. 186. *ej.* Tab. M. VI. n. XXI. fig. 6. 7. JADELOT, Tab. XIII. 19. *Der Birnförmige Muskel*, BAHRDT, Tab. XXVII. fig. 1. 2. Synt. Tab. III. LODER, Tab. XXVIII. 89. XLII. fig. 6. 7.

§. 843.

ATTACHES. Ce muscle triangulaire, et tout-à-fait couvert par le grand fessier, commence à la surface interne de l'os sacrum, par trois paquets tendineux, qui se changent de suite en chair, et se réunissent en un seul muscle. Il passe par la grande échancrure ischiatique, sous la prolongation supérieure du ligament sacro-ischiatique, à la face externe du bassin ; par son bord supérieur, il touche le bord inférieur du moyen et du petit fessier.

Il diminue toujours en largeur, et se termine peu-à-peu en un tendon long et grêle qui s'attache à la partie antérieure de la fossette derrière le grand trochanter.

Les vaisseaux fessiers sortent du bassin au-dessus de ce muscle, et le nerf sciatique au-dessous.

§. 844.

En 1785, un muscle particulier s'est trouvé sous le pyriforme, il venoit de la grande échancrure ischiatique, et se terminoit par son tendon à celui du jumeau supérieur.

V. LES PETITS JUMEAUX.

§. 845.

SYNONYMES. Carneæ portiones, decimo femur flectentium, attensæ, VÉSAL. *de C. H. F. L. II. c. 56. p. 288. Tab. XI. Geminorum superior,*

EUSTACHIUS, T. XXIX. h. *inferior*, k. *Marsupium carneum*, COLUMB. de R. an. L. V. c. 28. CASSERIUS, L. IV. T. 33. F. SPIEGEL, de C. H. F. L. IV. c. 22. p. 127. *Secundus et tertius quadrigeminus*, RIOLAN, Anthrop. L. V. c. 41. *Marsupialis*, s. *bursalis*, COWPER, Myot. 1724. c. 32. Tab. 8. 56. 58. *Les petits jumeaux*, WINSLOW, Tr. des musc. §. 412. *Le jumeau supérieur et l'inférieur*, GAUTIER, Ess. d'anat. Tab. XVIII. 148. 150. *Gemini*, ALBINI H. M. L. III. c. 187. *ej.* Tab. M. VI. 95. XXI. fig. 11. JADELOT, Tab. VIII. 21. 22. *Die Zwillings-Muskel des Schenkels*, BAHRDT, Tab. XXVII. fig. 3. Synt. Tab. III. LODER, Tab. XXVIII. 90. 91. XLII. fig. 11.

§. 846.

Ces deux petits muscles se trouvent entre l'épine et la tubérosité de l'os ischion d'un côté, et le grand trochanter de l'autre côté. Ils forment chacun un corps à-peu-près cylindrique, dont la surface tournée vers l'os, est unie par une aponeurose.

Le *jumeau supérieur*, un peu plus petit, provient par des fibres légèrement tendineuses de l'os ischion.

Le *jumeau inférieur*, tant soit peu plus gros, commence de la même manière de la tubérosité de cet os.

§. 847.

Sur les deux muscles, et l'obturateur interne, qui en remplit l'intervale, il y a une membrane muqueuse, qui forme avec les muscles une espèce de sac, que les anatomistes connoissent depuis long-temps, et qu'ils ont appellé *Marsupium*. La membrane muqueuse est comptée parmi les capsules par les modernes.

WINSLOW, Tr. des muscl., §. 411.415. JANKE, Pr. p. XIV. a. MONRO, bursæ, Tab. V. M. FOURCROY, Ac. des sc. 1786. p. 556. KOCH, Diss. p. 42. n. 6. LODER, Tab. XLIX. fig. 3. n. 17. 18. 19. Tab. L. fig. 1. n. 19.

§. 848.

Les deux jumeaux deviennent tendineux en s'approchant du femur, et s'unissent au tendon de l'obturateur interne, ensorte que ces trois muscles se terminent en un seul tendon, qui se fixe dans la fosse trochantérique, à côté et derrière le tendon du pyriforme.

VI. L'OBTURATEUR INTERNE.

§. 849.

SYNONYMES. Decimus femur moventium, VÉSAL. de C. H. F. L. II. c. 56. p. 287. Tab. X. *Obturator internus,* EUSTACHIUS, Tab. XXIX. i. *Tertius femur circumagentium, Obturator internus,* CASSERIUS, L. IV. Tab. 33. D. E. SPIEGEL,

de

de C. H. F. L. IV. c. 22. p. 127. *Obturator internus*, RIOLAN, Anthrop. L. V. c. 41. *L'Obturateur interne*, WINSLOW, Tr. des muscl §. 407. GAUTIER, Ess. d'anat. T. XVIII. 149. *Obturator internus*, ALBINI H. M. L. III. c. 188. *ej.* Tab. M. VI. w. x. y. VII. XXI. fig. 10. JADELOT, Tab. VIII. 23. *Der innere Verstopfer*, BAHRDT, Tab. XXVII. fig. 4. Synt. Tab. IV. LODER, Tab. XXIX. 61. 62. XLII. fig. 10.

§. 850.

ATTACHES. Il est situé à la surface interne du bassin, et s'y attache au bord du trou ovalaire, à la membrane obturatrice, et à la continuation inférieure du ligament grand sciatique (§. 876.); il commence au bord du trou ovalaire par des fibres tendineuses, et à ia membrane obturatrice par des fibres musculaires.

Les fibres se dirigent en arrière, et forment un muscle épais, d'abord large, puis diminuant. Au bord postérieur de l'os ischion, il devient tendineux, et se tourne moitié charnu, moitié tendineux, sous le grand ligament sacro-sciatique, par l'échancrure, qui est entre l'épine et la tubérosité de l'ischion, comme sur une poulie.

A la surface externe du bassin, il va entre les deux petits jumeaux, où son tendon dégagé enfin de chair, s'unit aux jumeaux, comme il vient d'être dit (§. 847.)

N

Capsule de l'Obturateur.

§. 851.

Cette petite capsule se trouve dans la gouttière, derrière le grand trochanter, entre le tendon de l'obturateur interne et l'os.

Monro, bursæ, Tab. V. N. Fourcroy, Ac. des sc. 1786. p. 565. Koch, bursæ, Tab. V. N.

VII. Le Quarré de la Cuisse.

§. 852.

SYNONYMES. *Undecimus femur moventium ;* Fallopp, Obs. anat. p. 724. *Quadratus femoris,* Eustachius, Tab. XXIX. 1. *Quartus femur circumagentium,* Casserius, L. IV. Tab. 33. I. Spiegel, de C. H. F. L. IV. c. 22. p. 127. *Quartus quadrigeminus , quadratus,* Riolan , Anthrop. L. V. c 41. Cowper, Myotom. 1724. c. 32. Tab. 8. 56. 58. *Le quarré,* Winslow, Tr. des muscles, §. 420. Gautier , Ess. d'anat. Tab. XVIII. 152. *Quadratus femoris,* Albini, H. M. L. III. c. 189. *ej.* Tab. M. VI. Z. XXI. fig. 8. 9. Jadelot, Tab. VIII. 25. *Der vierckigte Schenkel - Muskel ,* Bahrdt, Tab. XXVII. fig. 5. 6. Synt. Tab. III. Loder, Tab. XXVII. 98. XLII. fig. 8. 9.

§. 853.

ATTACHES. Ce muscle commence par des fibres légèrement tendineuses, de la face antérieure de la tubérosité de l'os ischion, sous le jumeau inférieur. Sa chair quarrée se porte en dehors dans une direction transversale et très-peu inclinée, et se termine au bord postérieur du grand trochanter, et à la ligne saillante, qui se trouve entre les deux trochanters.

J'ai vû manquer ce muscle aux deux cuisses du même cadavre.

Capsule du Quarré.

§. 854.

Après avoir séparé le muscle quarré de l'os ischion, on trouve une capsule entre lui et le petit trochanter.

Le Tendon de l'Obturateur externe.

§. 855.

Ce tendon est à découvert, dès que le muscle quarré est séparé. Le muscle obturateur externe (§. 805.), se rétrécit de plus en plus, à mesure qu'il se porte à l'extérieur, et le tendon continue derrière le col de la cuisse sur la capsule articulaire vers la fosse trochantérique, à la partie postérieure de laquelle il s'attache.

Usages des Muscles (§. 842. — 52.)

§. 856.

Les six muscles qui viennent d'être décrits, pyriforme, petits jumeaux, supérieur et inférieur, obturateur interne, quarré de la cuisse, et obturateur externe, exercent tous la même action, ils attirent l'extrémité supérieure de la cuisse vers le bassin, c'est-à-dire à l'intérieur, et par-là l'extrémité inférieure du pied est tournée à l'extérieur. La rotation du pied en dehors, est donc le résultat de leur contraction.

VII. LE BICEPS DE LA CUISSE.

§. 857.

SYNONYMES. Quartus tibiam moventium, VÉSAL. de C. H. F. L. II. c. 53. p. 279. Tab. X. *Biceps*, EUSTACHIUS, Tab. XXIX. r. w. *Quintus tibiam flectentium, biceps*, CASSERIUS, L. IV. Tab. 33. M. V. X. Y. Z. SPIEGEL, de C. H. F. L. IV. c. 23. p. 128. RIOLAN, Anthrop. L. V. c. 42. BIDLOO, T. 78. B. COWPER, anat. eod. ; Myot. 1724. c. 33. Tab. 7. 60. *Le biceps*, WINSLOW, Tr. des muscles, §. 453. GAUTIER, Ess. d'anat. Tab. XVIII. 157. *Biceps cruris*, ALBINI, H. M. L. III. c. 190. *ej.* Tab. M. VI. XXII. fig. 11. 12. JADELOT, T. VII. 29. *Der zweiköpfige Muskel des Unter-Schenkels*, BAHRDT, Tab. XXVIII. fig. 5. 6. 8. Synt. Tab. III. LODER, Tab. XXVIII. 101 — 103. XLIII. fig. 9. 10. 11.

§. 858.

ATTACHES. Il est composé de deux chefs, situés au côté externe de la cuisse.

Le grand chef du biceps commence de la tubé-rosité de l'ischion, par une masse qui lui est commune, avec le muscle demi-tendineux. La portion tendineuse de la masse, appartient au biceps, et la charnue au demi-tendineux. Après quelques pouces d'union, le tendon du biceps se sépare de la chair du demi-tendineux, et se change lui-même en un corps musculaire épais, qui descend au côté externe de la cuisse. Ce corps diminue vers l'extrémité inférieure de la cuisse, et y forme un second tendon, qui s'unit au second chef du muscle.

§. 859.

Le petit chef du biceps commence tout-à-fait charnu au milieu de la ligne âpre du femur, à laquelle il occupe l'espace de plusieurs pouces, ensorte qu'un gros tiers de la longueur de la cuisse en est pris. Delà les fibres descendent très-obliquement en dehors, quittent l'os vers l'ex-trémité inférieure de la cuisse, et forment un muscle court, qui se change bientôt en tendon.

§. 860.

Les deux chefs tendineux se réunissent en un tendon commun et fort, qui se divise derechef à la jambe, ensorte qu'une portion s'attache à la tête du fibula, et que l'autre s'unit à l'aponevrose du tibia ; entre les deux portions se trouve le ligament latéral externe et long du genou (§. 984).

IX. LE DEMI TENDINEUX.

§. 861.

SYNONYMES. Tertius tibiam moventium, VÉ-
SAL. de C. H. F. L. II. c. 53. p. 278. Tab. X.
Semitendinosi, EUSTACHIUS, · Tab. XXVIII. Γ;
XXIX. q· *Tertius tibiam flectentium, Seminer-
vosus*, CASSERIUS, L. IV. Tab. 33. K. SPIEGEL,
de C. H. F. L. IV. c. 23. p. 128. *Seminervosus*,
RIOLAN, Anthrop. L. V. c. 42. BIDLOO, T. 78.
D. COWPER, anat. eod. ; Myot. 1724. c. 33.
Tab. 7. 60. *Le demi-nerveux*, WINSLOW, Tr.
des muscl. §. 457. GAUTIER, Ess. d'anat. Tab.
XVIII. 155. *Semitendinosus*, ALBINI, H. M. L.
III. c. 191. EJ. Tab. M. V. XXII. fig. 11. JA-
DELOT, Tab. VII. 28. *Der halbsehnige Muskel*,
BAHRDT, Tab. XXVIII. fig. 5. 6. Synt. Tab.
III. LODER, Tab. XXVIII. 105. XLIII. fig. 9. 10.

§. 862.

ATTACHES. Il commence avec le grand chef
du biceps de la partie postérieure de la tubérosité de l'ischion, et fait la partie charnue de la
masse commune. Après qu'il s'en est séparé,
son corps rondelet va en dedans, diminue peu-
à-peu en épaisseur, et forme un tendon long et
grêle sous le milieu du femur.

Ce tendon descend au côté interne derrière le
genou, enfermé dans une gaine particulière, qui
lui vient du fascia lata. Dans la jambe, il se réflé-
chit sur le devant, et s'y étend en aponeurose,

qui s'attache à l'épine du tibia, sous les tendons du couturier et du grêle.

X. LE DEMI-MEMBRANEUX.

§. 863.

SYNONYMES. Quintus tibiam moventium, VE-SAL. de C. H. F. L. II. c. 53. p. 279. Tab. XI. *Semimembranosus*, EUSTACHIUS, Tab XXIX. p. p. *Quartus tibiam flectentium*, *semimembraneus*, CASSERIUS, L. IV. Tab. 33. L. SPIEGEL, de C. H. F. L. IV. c. 23. p. 128. *Semimembranosus*, RIOLAN, Anthrop. L. V. c. 42. BIDLOO, T. 78. C. COWPER, anat. T. 77. D.; Myot. 1724. c. 33. Tab. 7. 60. *Le demi-membraneux*, WINS-LOW, Tr. des muscl. §. 461. GAUTIER, Ess. d'anat. T. XVIII. 156. *Semimembranosus*, ALBINI, H. M. L. III. c. 192. *ej.* Tab. M. L. VII. A—G. XXII. fig. 9. 10. JADELOT, Tab. VII. 27. *Der halbhäutige Muskel*, BAHRDT, Tab. XXVIII. fig. 7. 9. Synt. Tab. III. LODER, Tab. XXVIII. 104. XLII. fig. 11. 12.

§. 864.

ATTACHES. Il commence par un tendon robuste et large de la partie inférieure de la grosse tubérosité ischiatique, devant l'origine des deux précédens muscles.

Ce tendon descend comme une espèce d'aponeurose, vers le côté interne, jusqu'à vers le milieu de la cuisse, où il se change en un muscle fort, qui forme son tendon inférieur sous le milieu de la cuisse.

Celui-ci également large, continue de se porter en dedans, et s'attache à la partie postérieure du condyle interne du tibia. De ce tendon quelques fibres aponeurotiques se portent dans l'aponeurose crurale.

Capsule de la Tubérosité ischiatique.

§. 865.

Il y en a une petite, qui s'y trouve entre le grand chef du biceps, et le tendon supérieur du demi-membraneux.

Une autre est située entre le demi-tendineux, et le demi-membraneux

Janke, Pr. p. XVI. k. 1. Monro, bursæ, Tab. V. Q. Fourcroy, Ac. des sc. 1786. p. 558. Koch, Diss. p. 42. n. 8. Loder, Tab. XLIX. fig. 3. n. 20. 21.

Usages des Muscles VIII. — X.

§. 866.

Lorsque le bassin est fixe, ces trois muscles fléchissent la jambe directement en arriére.

Ils augmentent l'action des muscles de la jambe, en tendant l'aponeurose crurale par la communication qu'ils ont avec elle.

Le demi-tendineux aide au couturier et au grêle interne, à produire les effets, qui leur sont particuliers (§. 810).

Quand la jambe est fixe, pendant qu'on est debout, les contractions de ces muscles agissent sur le bassin, ils le tirent donc en bas, ce qui a lieu quand on s'assied.

DIX-HUITIÈME LEÇON.

LIGAMENS DU BASSIN.

§. 867.

ILS se trouvent aux régions suivantes:

1. Entre l'os sacrum et les deux os innominés,
    1) à la surface postérieure;
        I. Le Ligament sacro - iliatique. §. 869.
        II. Les Ligamens accessoires de l'os sacrum. §. 871.
        III. Les Ligamens du coccyx. §. 872.
        IV. Le grand Ligament sacro-ischiatique. §. 873.
    2) à la surface antérieure,
        V. Le petit Ligament sacro-ischiatique. §. 877.
        VI. Le Ligament antérieur de l'os des îles. §. 879.
        VII. La Symphyse Sacro iliatique. §. 881.
2. Entre les os pubis,
        VIII. La Symphyse des os pubis. §. 883.
3. Au trou ovalaire,
        IX. La Membrane obturatrice. §. 887.

4. à la cavité cotyloïde.

§. 868.

PRÉPARATION. **Tous** ces ligamens paroissent quand les parties aponeurotiques et musculaires sont soigneusement séparées, surtout de la surface postérieure de l'os sacrum.

I. LE LIGAMENT SACRO-ILIATIQUE.

§. 869.

SYNONYMES. Ligamentum posticum longum, breve, et laterale ossis ileum, WEITBRECHT, Synd. p. 122. Tab. XVI. fig. 51. f. g. h. LODER, Tab. XXII. fig. 2. n. 40. 41. 42.

§. 870.

ATTACHES. **C'**est une suite de bandelettes ligamenteuses, dont les superficielles sont longues, et les suivantes d'autant plus courtes, qu'elles sont situées plus profondément.

La première, située à la surface postérieure du bassin, commence à l'épine postérieure et supérieure de l'os des îles, descend au bord postérieur de cet os, se dirige obliquement sur l'os sacrum, et se termine à la quatrième apophyse transverse de cet os. Son bord externe est couvert en partie par la continuation supérieure du grand ligament sacro-ischiatique, C'est le *long ligament postérieur.*

Après avoir détaché cette bandelette, on en trouve une autre plus courte, qui va de l'épine supérieure et postérieure de l'os des îles à la troisième apophyse transverse de l'os sacrum. C'est le *court ligament postérieur.*

Des fibres plus courtes, et situées plus profondément encore, se trouvent entre la même épine, et des parties plus hautes de l'os sacrum.

Il se porte enfin un *ligament latéral* de cette épine à l'os sacrum, dans une direction transversale.

II. Les Ligamens accessoires du Sacrum.

§. 871.

C'est ainsi qu'on appelle des petits bandelettes irrégulières, situées sur la surface postérieure du sacrum.

De même sont nommées les membranes, par lesquelles les trous qui conduisent au canal des vertèbres, sont fermées.

III. Les Ligamens du Coccyx.

§. 872.

Les aponeuroses qui appartiennent aux muscles du dos (§. 388.), s'étendent par-dessus l'os sacrum

sur l'os du coccyx, et contribuent déjà à réte-
nir les différens osselets, dont ce dernier est
composé.

Après avoir séparé l'aponeurose, on trouve des
bandelettes ligamenteuses qui s'étendent de l'os
sacrum à celui du coccyx.

Chaque vertèbre fausse du coccyx enfin, est
liée à celle qui la suit, en partie par un petit
ligament intervertébral, et en partie par une
mince capsule.

Par le moyen de ces ligamens, les osselets,
qui composent l'os du coccyx, sont mobiles;
ils sont en effet repoussés pendant l'accouchement
et l'expulsion des matières fécales, et ils avancent par l'action du sphincter de l'anus, dont
l'extrémité supérieure est attachée à celle de l'os
du coccyx, (WEITBRECHT, Tab. XVI. fig. 51.
p. p. LODER, Tab. XXII. fig. 2. n. 45. 46.

IV. LE GRAND LIGAMENT SACRO-ISCHIATIQUE.

§. 873.

SYNONYMES. Ligamentum, quod a tubere
ischii pertinet ad os sacrum, EUSTACHIUS, Tab.
XXIX. f. *Le grand ligament sacro-sciatique,* ou
sciatique externe, WINSLOW, Tr. des os tr §. 110.
Ligamentum sacro-ischiaticum majus, WEITBRECHT
Synd. p. 124. T. XVI. fig. 51. LODER, Tab.
XXII. fig. 2. n. 48.

§. 874.

ATTACHES. Ce ligament fort et très-large, commence de la troisième, quatrième et cinquième apophyse transverse de l'os sacrum, et du commencement de l'os du coccyx; delà il descend en dehors, se rétrécit, et s'attache à la partie supérieure et interne de la tubérosité de l'os ischion.

Il retient l'os sacrum à l'ischion, et les affermit réciproquement dans leur situation.

§. 875.

Il y a deux prolongemens. *Le supérieur* se porte de l'os sacrum par le bord postérieur de l'os des îles, jusqu'à la tubérosité de cet os. Il est large, et couvre en partie le ligament sacro-iliatique (§. 869.), et il sert à donner une attache convenable au muscle grand fessier.

§. 876.

Dès que ce ligament quitte le petit ligament sacro ischiatique, auquel il est attaché à l'os sacrum; son bord inférieur se plie vers la surface interne du petit bassin, et produit un *prolongement inférieur* falciforme, (*faulx ligamenteuse,* WINSLOW, Tr. des os fr. §. 112.), qui s'avance sur la surface interne de la tubérosité de l'ischion, et se perd successivement à la branche montante du même os. Le bord convexe de cette faulx, est attaché à l'os, le bord concave est flottant,

et regarde le trou ovalaire ; il y a donc une gouttière entre l'os et la faulx, dans laquelle se trouve
attachée une portion du muscle obturateur interne.

V. LE PETIT LIGAMENT SACRO - ISCHIATIQUE.

§. 877.

*SYNONYMES. Ligamentum ex latere connexus
quinti ossis sacri cum sexto, in acutum processum
coxendicis insertum,* VESAL. de C. H. F. L. IV.
c. 61. p. 298. Tab. XIII. o. *Le petit ligament sacro - sciatique, ou sciatique interne,* WINSLOW,
Tr. des os fr. §. 113. *Ligamentum sacro - ischiati-
cum minus, internum,* WEITBRECHT, Synd. p.
129. Tab. XVII. fig. 52. LODER, Tab. XXII.
fig. 2. n. 50.

§. 878.

ATTACHES. Il a la même origine que le précédent, mais il se trouve à la surface interne ou
antérieure de l'os sacrum. Uni d'abord au précédent, il le quitte ensuite, et se dirige vers
l'épine de l'os ischion, à laquelle il se termine.

Le petit ligament croise donc le grand, il sert
d'attache au muscle ischio - coccygeus, et divise
en deux, le trou que le grand ligament sacro-
ischiatique a formé de la grande échancrure
ischiatique.

VI. LE LIGAMENT ANTÉRIEUR DE L'OS DES ILES.

§. 879.

SYNONYMES. Ligamens communs supérieur et inférieur, WINSLOW, Tr. des os. fr. §. 105. 106. *Ligamentum pelvis anticum superius et inferius*, WEITBRECHT, Synd. p. 127. Tab. X. fig. 37. i. k. LODER, Tab. XXII. fig. 1. n. 28. 29.

§. 880.

ATTACHES. Ce ligament membraneux commence de la partie la plus haute de la crête de l'os ileon, et delà il se porte en dedans à la quatrième et cinquième apophyse transverse des vertèbres lombaires. Il ressemble à un triangle curviligne, dont le sommet est à la crête de l'os des îles, et la base aux vertèbres lombaires ; l'un de ses côtés est convexe, et se trouve entre la crête et la quatrième vertèbre ; l'autre qui est concave, passe de la crête à la cinquième vertèbre.

Le cordon ligamenteux qui se trouve entre la partie inférieure de l'épine postérieure de l'os des îles, et l'apophyse transverse de la cinquième vertèbre des lombes, connu sous le nom de *ligament antérieur inférieur*, est attaché au triangle décrit ci-dessus, et peut en être regardé comme la suite.

VII.

VII. LA SYMPHYSE SACRO-ILIATIQUE.

§. 881.

SYNONYMES. Ligamentum cartilagineum et cartilago interveniens, VESAL. de C H. F. l. II. c. 61. p. 298. *Symphysis ossis sacri et ilii*, WHITBRECHT, Synd. p. 128. Tab. XVII. fig. 52. Les fils tendineux, qui unissent les facettes raboteuses de l'ileon et du sacrum, sont appellés *ligamentum transversum* par BENTELY, de sectione synchondroseos ossium pubis. Argent. 779. p. 12.

§. 882.

ATTACHES. Les bords de l'os sacrum et iléon, qui se touchent à la surface intérieure du bassin sont unis par une bande, composée de fibres tendineuses; qui passent d'un os à l'autre.

Après qu'on a coupé cette bande, et qu'on a séparé de force les deux os, on trouve que les surfaces, par lesquelles elles se touchent, sont composées de deux portions.

La portion antérieure est unie, réniforme, et recouverte par une lame cartilagineuse, qui appartient aux deux os, et les lie l'un à l'autre.

La portion postérieure présente beaucoup d'inégalités; les os ne s'y touchent pas; ils sont cependant liés ensemble par un nombre considérable de fils tendineux, entre lesquels on observe communément une matière sébacée.

O

VIII. La Symphyse des Os pubis.

§. 883.

Synonymes. Cartilago intercedens, et ligamentum orbiculatim commissuram ambiens, Vesal. de C. H. F. L. II. c. 61. p. 298. *Le cartilage de la symphyse des os pubis*, Winslow, Tr. des os fr. §. 100. *Commissura ossium pubis*, Weitbrecht, Synd. p. 130. Tab. XVII. fig. 52. *Ligamentum annulare et transversale*, Bentely, l. c. p. 13. 14. Loder, Tab. XXI. fig. 4. 5. 6. 7. XXII. fig. 4 — 8.

§. 884.

Attaches. Après avoir séparé les piliers internes de l'anneau abdominal, qui se croisent sur la jointure des os pubis, et leur servent de ligament accessoire (§. 65.); l'articulation de cet os est à découvert.

La jointure des deux os pubis, est entourée par un *anneau ligamenteux*, qui descend de l'extrémité supérieure de la symphyse, sur sa surface antérieure à l'extrémité inférieure, il se tourne delà vers la surface postérieure, y monte, et revient à l'extrémité supérieure.

§. 885.

L'arc formé par les os pubis, est soutenu par un *ligament arqué*, (*ligamentum arcuatum*), qui passe sous la symphyse du bord de l'une des deux branches, au bord de l'autre.

Ce ligament ne me paroît pas garantir l'urètre de la femme de la pression, que la tête de l'enfant y produit pendant l'accouchement, parce que le canal souffre toujours, lorsque la tête est tant soit peu arrêtée dans son passage. Je suis plutôt porté à croire, qu'il empêche l'écartement des os pubis, contre lesquels la plus grande force est exercée.

§. 886.

En coupant l'anneau ligamenteux à la surface postérieure de la symphyse, et en écartant les deux os de derrière en devant, ensorte qu'ils restent unis à leur surface antérieure ; on observe que chacune des surfaces articulaires est recouverte par un cartilage, collés l'un sur l'autre.

Ensuite on remarque que les deux surfaces articulaires ne se touchent pas par toute l'épaisseur des os, mais qu'elles s'écartent en devant et que l'espace qui en résulte est rempli en partie par des fibres transverses, (*ligamentum transversale*), et en partie par l'anneau (§. 884), dont la portion antérieure est composée de plusieurs couches de fibres.

IX. LA MEMBRANE OBTURATRICE.

§. 887.

SYNONYMES. Membrana in pubis ossis foramine, VESAL. de C. H. F. L. II. c. 61. p. 298. *Le liga-*

ment obturateur, WINSLOW, Tr. des os fr. §. 116. *Membrana obturans foraminis thyroidis*, WEIT-BRECHT, Synd. p. 131. Tab. XVII. fig. 52. XVIII. 53. LODER, Tab. XXII. fig. 1. n. 32. 33. fig. 2. n. 35.

§. 888.

ATTACHES. Cette membrane bouche le trou ovalaire du bassin, au bord tranchant duquel elle est attachée. Elle est très-tendue, et formée de fibres aponeurotiques, qui paroissent être disposées en deux couches. La couche antérieure ou externe, occupe toute l'étendue de la membrane. La couche postérieure ou interne, ne se trouve qu'à la partie supérieure, et se porte obliquement de la branche horizontale de l'os pubis en arrière à un petit tubercule de l'os ischion.

Les deux surfaces de la membrane, servent d'attache aux muscles obturateurs, externe et interne.

§. 889.

Il y a ensuite à la partie supérieure du trou ovalaire, et dans la cavité du bassin, une membrane aponeurotique et presque transversale, (*ligament transversal*, WINSLOW, §. 119. 120. WEITBREHT, Tab. XVII. fig. 52. t.) dont le plan est placé obliquement sur celui de la membrane obturatrice. Il en résulte une gouttière ouverte en haut, dans laquelle les vaisseaux sortent du

bassin, pour se rendre dans la cuisse. (WEIT-
BRECHT, f. 52. r; 53. s. u.

X. LE LIGAMENT CAPSULAIRE.

§. 890.

SYNONYMES. Ligamentum orbiculatim articulum complectens, VESAL. de C. H. F. L. II. c. 61. p. 298. *Ligamentum orbiculare*, WALTHER, de art. et lig. pedis, p. 21. *Ligament orbiculaire*, WINS-LOW, Tr. des os fr. §. 125. *Membrana capsularis*, WEITBRECHT, p. 139. Tab. XVIII fig. 53. 56. LODER, Tab. XXIII. fig. 1. n. 13. 14.

§. 891.

ATTACHES. Les muscles pectiné, obturateur externe, psoas, iliaque interne, petit fessier, pyriforme, petits jumeaux, obturateur interne, et quarré de la cuisse, qui entourent l'articula-tion de la cuisse, fournissent un renfort à son ligament capsulaire.

Il en reçoit d'autres, qui ont plusieurs origi-nes. Les continuations du fascia lata, entre les muscles pectiné, obturateur externe, iliaque, droit, et petit fessier, se terminent au ligament capsulaire de la cuisse, et augmentent sa force. Ces continuations plus fortes entre l'épine anté-rieure et supérieure de l'os des îles et les deux trochanters, y forment un triangle, dont le sommet est à l'épine, et les deux côtés descendent au grand et petit trochanter.

La portion du tendon du muscle droit qui provient du bord de la cavité cotyloïde, passe aussi par-dessus la capsule, et augmente sa force.

§. 892.

La capsule elle-même s'attache extérieurement à quelque distance du bord de la cavité cotyloïde, d'où elle passe dessus la tête du femur, à la partie inférieure du col de cet os, où elle se termine. Elle forme un sac spacieux, dans lequel la tête est mue commodement et en tout sens.

Quand on l'incise, on lui trouve une épaisseur considérable, et la surface interne parfaitement polie. Cette surface se replie sur le bord de la cavité cotyloïde, et sur le cou vers la tête du femur.

XI. LE BOURLET COTYLOÏDIEN.

§. 893.

SYNONYMES. Ligamentum cartilagineum quod orbiculatim sinus supercilio adnascitur, VESAL. de C. H. F. L II. c. 61. p. 299. MARTINE ad EUSTACHII, Tab. XXXV. n. 2. *Le bourlet cotyloïdien et le ligament transversal*, WINSLOW, Tr. des os fr. §. 122. 123. *Labrum cartilagineum, cum*

ligamento, WEITBRECHT, Synd. p. 137. Tab.
XVIII. fig. 54. LODER, Tab. XXIII. fig. 3. n. 16.

§. 894.

Le bord de la cavité cotyloïde, déjà très-élévé,
acquiert une plus grande élévation, et la cavité
par conséquent une plus grande profondeur par
un *bourlet*, d'une substance qui tient le milieu
entre le ligament et le cartilage. Assis sur le bord
osseux par une base de quelque largeur, il se
termine par un bord tranchant. Sa surface externe est continuée avec la capsule repliée en
dedans ; la surface interne est unie au cartilage,
qui tapisse la cavité.

§. 895.

Le bourlet entoure entièrement le bord osseux
de la cavité, de sorte que le vuide qui s'y trouve
au côté interne, est rempli par le bourlet.

Quand le bourlet est parvenu à l'endroit où il
y a une gouttière au bord osseux, il se divise
en deux portions. La supérieure continue comme
un pont sur la gouttière, et l'inférieure tapisse
la gouttière. Les vaisseaux nourriciers, qui entrent dans l'articulation, passent entre les deux
portions. La portion supérieure, presque toute
ligamenteuse, porte le nom de *ligament transversal interne de la cavité cotyloïde.*

§. 896.

Le ligament transversal externe de la cavité

cotyloïde, est un paquet ligamenteux qui se porte de la partie supérieure du trou ovalaire au ligament interne. (WEITBRECHT, p. 138. fig. 55. e.)

XII. LES SURFACES ARTICULAIRES.

§. 897.

La tête de l'os de la cuisse est tapissée par un cartilage parfaitement lisse, à l'exception du sommet, où il y a une fossette, de laquelle le ligament grêle prend son origine.

§. 898.

Un autre cartilage lisse, tapisse la majeure partie de la cavité cotyloïde, dont le fond loge l'appareil synovial, et le ligament grêle.

XIII. L'APPAREIL SYNOVIAL.

§. 899.

L'articulation de la cuisse est pourvue d'un nombreux appareil synovial. Il y en a un très grand au fond de la cavité cotyloïde. Un autre dans la fossette qui se trouve au sommet de la tête de l'os de la cuisse. Et quelques-uns plus petits, sont placés au col du femur. MONRO, bursæ, Tab. VIII. fig. 1—8.

XIV. LE LIGAMENT GRÊLE.

§. 900.

SYNONYMES. Ligamentum teres et durum, ut cartilagineus nervus appellatus sit, VESAL. de C.

H. F. L. II. c. 61. p. 299. *Ligamentum teres*, WALTHER, de art. et lig. pedis, p. 22. *Ligament renfermé*, WINSLOW, Tr. des os fr. §. 127. *Ligamentum teres*, WEITBRECHT, Synd. p. 142. fig. 56. LODER, Tab. XXIII. fig. 1. n. 19.

§. 901.

ATTACHES. Le ligament grêle prend son origine de la fossette qui est intérieurement au sommet de la tête de l'os de la cuisse ; il y est rond.

Il passe delà dans le fond de la cavité cotyloïde, et prend en allant, la figure d'une pyramide triangulaire très-allongée et tronquée. Il s'y attache par trois angles ; le premier se porte à l'origine du ligament transversal interne (§. 895.) ; le second à l'autre extrémité du même ligament ; et le troisième à l'appareil synovial du fond de la cavité cotyloïde.

DIX-NEUVIÈME LEÇON.

MUSCLES ANTÉRIEURS DE LA JAMBE.

§. 902.

APRÈS avoir séparé la peau de la jambe et du dos du pied, on remarque les parties suivantes, avant que de parvenir aux muscles.

1. L'Aponeurose crurale. §. 903.
2. La Bande transversale de la jambe. §. 905.
3. Le Ligament croisé. §. 607.
4. Le Ligament de l'extenseur du pouce. §. 909.
5. La Gaine des tendons des péroniers. §. 911.
6. Le Ligament frangé. §. 913.

1. *L'Aponeurose crurale.*

§. 903.

SYNONYMES. Membraneum validumque ligamentum, quod pertinaciter omnibus in tibia repositis musculis obnascitur, VESAL. de C. H. F. L. II. c. 62. p. 301. *L'aponeurose tibiale, ou expansion ligamenteuse,* WINSLOW, Tr. des muscles, §. 469. *Vagina tendinea cruris,* ALBINUS, H. M. L. III. c. 212. *Membrana communis crassa,* WEITBRECHT Synd. p. 191. LODER, Tab. XXIII. fig. 3. 4.

§ 904.

Après que le fascia lata de la cuisse a passé le genou, il est renforce dans la jambe par les aponeuroses qui résultent de la dilatation des tendons du couturier (§. 807.), du grêle de la cuisse (§. 809.), du demi-tendineux §. 861.), du biceps (§. 857.), et du demi-membraneux (§. 863.) Il s'en forme une aponeurose, dont les fibres ont la plupart une direction oblique. Cette aponeurose est fortement attachée aux muscles qu'elle couvre, en quoi elle diffère du fascia lata. Sa surface interne fournit des prolongations, qui forment des cloisons entre les muscles de la jambe. Epaisse à l'extrémité supérieure de la jambe, elle s'amincit en descendant, et s'évanouit presque vers les malléoles.

2. *La Bande transversale de la jambe.*

§. 905.

SYNONYMES. Vagina tibiæ, WEITBRECHT, Synd. p. 191. Tab. XXIV. a. *Das gemeinschaftliche Scheideband*, BAHRDT, T. XXIV. fig. 1—3. LODER, Tab. XXIII. fig. 3. 4. n. 9.

§. 906.

A quelques travers de doigts au-dessus des malléoles, commence une bande large et transversale, mince en haut, et forte en bas, qui se termine subitement aux malléoles. Elle est attachée au tibia et au fibula, couvre les tendons, qui descendent à la surface antérieure de l'extrémité inférieure de la jambe, et paroît assurer leur situation ; elle est continuée légèrement sur la surface postérieure.

3. *Le Ligament croisé.*

§. 907.

SYNONYMES. Transversum primum in anteriori tibiæ sede, VESAL. de C. H F. L. II. c. 61. p. 300. Tab. I. A; EUSTACHIUS, Tab XXVIII. 7. *Ligamentum cruciatum,* WEITBRECHT, Synd. p. 192. Tab. XXIV. b. c. d. *Ligamentum commune primum,* WALTHER, de artic. etc. p. 31. *Das Kreuzband des Fusses,* BAHRDT, Tab. XXXIV. fig. 1. 2. 3. LODER, Tab. XXIII. fig. 3. 4. n. 10.

§. 908.

ATTACHES. Il couvre les tendons qui passent de la jambe au tarse, l'une de ses branches, commence du malléole externe, passe obliquement par le tarse, au bord interne du pied, et s'y termine sur l'os scaphoïde ; l'autre branche vient du malléole interne, passe par le tarse, au milieu duquel elle croise la première branche, et se termine au bord externe du pied vers l'extrémité antérieure du calcaneum. La surface interne du ligament, fournit des gaines particulières à chacun des tendons qui passent sous lui.

4. *Le Ligament de l'Extenseur du Pouce.*

§. 909.

SYNONYMES. Ligamentum tendinis musculi extensoris proprii pollicis, WEITBRECHT , Synd. p. 192. Tab. XXV. fig. 74. g.

§. 910.

La partie inférieure et interne du ligament croisé, à laquelle s'associent des fibres particulières, posées sur l'os métatarsien du pouce, forment une gaine autour du tendon du muscle extenseur propre du grand orteil, qui le retient dans sa situation.

5. *La Gaine des Tendons des Péroniers.*

§. 911.

SYNONYMES. Tertium transversum ligamentum a fibula ad calcem fertur, VESAL. de C. H. F. L. II. c. 61. p. 300. Tab. II. *Ligamentum commune tertium*, WALTHER, de artic. etc. p. 32. *Retinaculum tendinum peroneorum*, WEITBRECHT, Synd. p. 193. T. XXIV. e. *Die Bänder der Wadenbein - Muskel*, BAHRDT, Tab. XXXIV. fig. 1. LODER, Tab. XXIII. fig. 3. n. 10.

§. 912.

ATTACHES. Une membrane aponeurotique passe du bord postérieur du malléole externe par-dessus les tendons des muscles moyen et long péroniers, et forme une gaine qui les enveloppe en commun. Elle reçoit encore une bride (reti-naculum) du ligament croisé, qui la renforce.

6. *Le Ligament frangé.*

§. 913.

SYNONYMES. Secundum transversum a malleolo interno in os calcis inseritur, VESAL. de C. H. F. L. II. c. 61. p. 300. Tab. I. v. *Ligamentum laciniatum*, WEITBRECHT, Synd. p. 193. Tab. XXV. fig. 74. e. *Das gefranzte Band*, BAHRDT, Tab. XXXIV. fig. 2. 3. LODER, Tab. XXIII. fig. 3. n. 11.

§. 914.

ATACHES. C'est une couche de fibres minces mêlées de graisse, qui s'étend du bord postérieur du malléole interne vers l'os calcaneum et le muscle abducteur du grand orteil.

Gaines muqueuses.

§. 915.

Avant que de procéder à la dissection des muscles, il faut observer les *gaines muqueuses* qui entourent leurs tendons; ces gaines constituées comme celles qui se trouvent aux muscles de l'avant-bras, peuvent être apperçues en procédant de la même manière. Il s'en trouve aux muscles suivans :

1) au jambier antérieur,

ALBINUS, H. M. L. III. c. 216. JANKE,

p. 18. b. MONRO, Tab. III. l. FOURCROY, Ac. des Sc. 1787. p. 303. KOCH, p. 45. n. 2. LODER, Tab. L. fig. 5. n. 6.

2) à l'extensenr du grand orteil,
MONRO, Tab. III. m. FOURCROY, p. 302. KOCH, n. 3. LODER, Tab. L. fig. 5. n. 4.

3) à l'extenseur commun des orteils,
MONRO, Tab. III. n. FOURCROY, p. 302. KOCH, n. 4. LODER. Tab. L. fig. 5. n. 2.

4) aux deux muscles long et moyen péroniers,
Cette gaine est composée; l'extérieure enveloppe les tendons de ces deux muscles ensemble. Et intérieurement chacun des deux tendons est enfermé dans une gaine muqueuse particulière.
MONRO, Tab. V. p. q. FOURCROY, p. 303. et 304. LODER, Tab. LI. fig. 1. n. 14.

5) entre les orteils d'après LODER, Tab. L. fig. 5. n. 7 — 10.

DES MUSCLES.

§. 916.

PRÉPARATION. Comme l'aponeurose crurale est attachée aux muscles, il ne faut pas l'en séparer, mais détacher chaque muscle de son voisin, en laissant la portion de l'aponeurose. qui le couvre. Et puisque les tendons des muscles paroissent à l'extrémité inférieure de la jambe, on commence à inciser de bas en haut pour faire les séparations.

Il y a sept muscles,

    I. Le Jambier antérieur. §. 917.
    II. L'Extenseur propre du pouce. §. 920.
    III. Le long Extenseur commun des orteils. §. 923.
    IV. Le petit Péronier. §. 926.
    V. Le moyen Péronier. §. 929.
    VI. Le long Péronier. §. 932.
    VII. Le Pédieux. §. 935.

I. LE JAMBIER ANTÉRIEUR.

§. 917.

SYNONYMES. Sextus pedem moventium, VÉSAL. de C. H. F. L. II. c. 59. p. 292. Tab. III. *Tibialis anticus*, EUSTACHIUS, Tab. XXVIII. ♌ XXXV P. *Primus tarsum flectentium, tibialis anticus*, CASSERIUS, L. IV. Tab. 39. f. 1. C. *Id.* s. *Catenæ musculus*, SPIEGEL, de C. H. F. L. IV. c. 24. p. 130. *Tibieus anticus*, RIOLAN, Anthrop. I. V. c. 43. BIDLOO, T. 80. D. 81. E. COWPER, anat. eod.; Myot. 1724. c. 34. Tab. 55. 56. 61. *Le Jambier antérieur*, WINSLOW, Tr. des muscles, §. 468. GAUTIER, Ess. d'anat. Tab. XXI. 165. *Tibialis anticus*, ALBINI H. M. L. III. c. 216. *ej.* Tab. M. n — p. XXIV fig. 6. JADELOT, Tab. III. 45. *Der vordere Schienbein-Muskel*, BAHRDT, Tab. XXX. fig. 1. 2. Synt. Tab. I. LODER, Tab. XXVI. 143. 144. XLV. fig. 6.

§. 918.

§. 918.

ATTACHES. Il commence par des fibres charnues de la partie inférieure du condyle externe du tibia, de la face externe de cet os, et du ligament interosseux. Il se rétrécit en descendant, quitte la surface du tibia vers le tiers inférieur de cet os, et passe par-dessus son angle antérieur, en se convertissant peu-à-peu en un tendon fort et rondelet.

Ce tendon passe par une gaine particulière, sous la bande transversale de la jambe, et le ligament croisé vers le bord interne du tarse, et s'attache au premier os cunéiforme, et à la base du premier os du métatarse.

§. 919.

USAGES. Il fléchit le pied vers le côté interne de la jambe, et l'approche de l'autre.

II. L'EXTENSEUR PROPRE DU POUCE.

§. 920.

SYNONYMES. Decimus quintus pedis digitos moventium, VÉSAL. de C. H. F. L. II. c. 60. p. 297. Tab. V. *Extensor proprius pollicis,* EUSTACHIUS, Tab. XXVIII. 4. *Pollicem extendens,* CASSERIUS, L. IV. Tab. 40. f. 2. L. SPIEGEL, de C. H. F. L. IV. c. 27. p. 132. *Extensor pollicis,* RIOLAN. Anthrop. L. V. c. 45. BIDLOO, T. 81. H. COWPER, anat. eod. *Extensor pollicis longus,* COWPER,

Myot. 1724. c. 35. Tab. 1. 2. 63. *Le grand exten-
seur du pouce du pied*, WINSLOW, Tr. des mus-
cles, §. 503. GAUTIER, Ess. d'anat. T. XIX. 181.
Extensor proprius pollicis pedis, ALBINI, H. M.
L. III. c. 217. *ej.* Tab. M. I. i — l. II. H — M.
XXV. fig. 11. *Der eigne Ausstreker der grossen
Zehe*, BAHRDT. Tab. XXX. fig. 4. Synt. Tab. I.
LODER, Tab. XXVI. 141. 142. XLVI. fig. 11.

§. 921.

ATTACHES. Il commence par des fibres charnues après le tiers supérieur de la jambe, du
ligament interosseux et du fibula, et descend entre le jambier antérieur et le long extenseur commun des orteils.

Vers l'extrémité inférieure du tibia, il se change
en un tendon qui passe à travers d'une gaine que
le ligament croisé lui fournit, par-dessus le tarse
et le métatarse vers le grand orteil, et s'y attache
à la première et seconde phalange.

§. 922.

USAGES. Il étend le grand orteil.

III. LE LONG EXTENSEUR COMMUN
DES ORTEILS.

§. 923.

*SYNONYMES. Decimus quartus pedis digitos mo-
ventium*, VESAL. de C. H. F. L. II. c. 60. p. 297.
Tab. IV. *Extensor longus digitorum pedis*, Eu-

STACHIUS, Tab. XXVIII. 1. 1 1. XXXV. H. K. *Extendens tertium digitorum internodium*, CASSERIUS L. IV. Tab. 40. fig. 2. G. SPIEGEL, de C. H. F. L. IV. c. 27. p. 132. *Longus digitûm tensor s. Cnimodactyleus*, RIOLAN, Anthrop. L. V. c. 44. BIDLOO, T. 80. 81. F. COWPER, anat. eod. *Extensor digitorum pedis longus*, COWPER, Myotom. 1724. c. 36. Tab. 2. 55. 63. *Le long extenseur commun des orteils*, WINSLOW, Tr. des muscles, §. 518. GAUTIER, Ess. d'anat. Tab. XIX. 176. *Extensor longus digitorum pedis*, ALBINI, H. M. L. III. c. 214. *ej.* Tab. M. I. XXV. fig. 1. JADELOT, Tab. III. F. 50. *Der lange Ausstreker der Zehen*, BAHRDT, Tab. XXX. fig. 3. Synt. Tab. I. LODER, Tab. XXVI. 138. 139. XLVI. fig. 1.

§. 924.

ATTACHES. Il commence du condyle externe du tibia, du ligament interosseux, de la tête du fibula, et de la face antérieure et interne de cet os, par des fibres musculaires. Il descend d'abord entre le muscle jambier antérieur et le fibula.

Après le tiers supérieur de la jambe, il se trouve entre l'extenseur propre du pouce, et le moyen péronier. Alors il ne reçoit plus de fibres du fibula, mais seulement du ligament interosseux.

Il se divise sous la moitié de la jambe en quatre portions qui se convertissent bientôt en tendons,

P 2

accompagnés pendant quelque temps de chair à leur surface postérieure. Les tendons passent par une gaine particulière du ligament croisé, au tarse ; où ils s'écartent, pour se rendre aux quatre orteils après le grand.

Peu avant que d'y parvenir, ces quatre tendons, et celui de l'extenseur propre du pouce, se trouvent réunis par une bande aponeurotique, située en travers, (*retinacula lata extensorum*, Weitbrecht, p. 198. Tab. XXIV. fig. 73. i.)

Enfin ces tendons glissent sur les trois phalanges des doigts, et s'y attachent.

§. 925.

Usages. Il étend les trois phalanges de chaque orteil.

IV. Le petit Péronier.

§. 926.

Synonymes. Nonus pedem moventium, Vésal. de C. H. F. L. II. c. 59. p. 294. Tab IV. 𝔒 *Peroneus tertius*, Eustachius, Tab. XXVIII. 5. XXX. *Le petit péronier*, Winslow, Tr. des muscl. §. 475. *Peroneus tertius*, Albini, H. M. L. III. c. 215. *ej.* Tab. M. I. q; XXV. fig. 1. *Der dritte Wadenbein-Muskel*, Bahrdt, Tab. XXX. fig. 3. Synt. Tab. I. Loder, Tab. XXVI. 140. XLVI. fig. I.

§. 927.

Attaches. Il commence vers le milieu de la

jambe au côté externe de l'extenseur commun, du ligament interosseux, et de la face interne du fibula, par des fibres charnues. Il est communément réuni tout-à-fait à l'extenseur, desorte qu'on devroit l'envisager comme une portion de ce muscle, s'il ne donnoit pas un tendon particulier qui se porte ailleurs.

Ce tendon formé vers l'extrémité inférieure de la jambe, passe sous le ligament croisé, par une gaine particulière, s'étend en une petite aponeurose, et se porte à la face antérieure de la base du cinquième os du métatarse.

Une bandelette tendineuse passe de ce tendon par le cinquième os du métatarse au tendon extenseur du petit orteil, (*ligamentum tendinis peronei minoris*, WEITBRECHT, p. 194. fig. 73. g.)

§. 928.

USAGES. Il tourne le pied en haut et en dehors. Quand il agit en même temps que le jambier antérieur, le pied est porté directement en haut.

V. LE MOYEN PÉRONIER.

§. 929.

SYNONYMES. Octavus pedem moventium, VÉSAL. de C. H. F. L. II. c. 59. p. 294. Tab. II. VI. *Peroneus brevis*, EUSTACHIUS, Tab. XXX *Secundus tarsi flectentium*, *Peroneus secundus*,

CASSERIUS , L. IV. Tab. 39. fig. 1. H. *Id.* s. *Semifibulæus*, SPIEGEL, de C. H. F. L. IV. c. 24. p. 130. *Peroneus anticus*, RIOLAN, Anthrop. L. V. c. 43. *Peronæus secundus*, COWPER, Myot. 1724. c. 34. Tab. 5. 55. 62. *Le moyen péronier, communément dit, péronier antérieur*, WINSLOW, Tr. des muscles, §. 471. GAUTIER, Ess. d'anat. Tab. XIX. 166. *Peronæus brevis*, ALBINI H. M. L. III. c. 213. *ej.* Tab. M. IV. IX. B — E. X. fig. 20. — 22. JADELOT, Tab. V. 31. *Der kurze Wadenbein-Muskel*, BAHRDT, Tab. XXXII. fig. 9. 10. Synt. Tab. I. III. LODER, Tab. XXX. 127. XLV. fig. 1.2.

§. 930.

ATTACHES. Il commence par des fibres charnues des deux tiers inférieurs du fibula , et ne s'en détache que vers l'extrémité inférieure. Il forme de bonne heure un tendon , qui est dégagé des fibres musculaires vers la malléole externe, et passe derrière celle-ci par la gaine aponeurotique qui lui est commune avec le long péronier. Sorti de la gaine , il continue au bord externe du pied, et se termine à la tubérosité , que forme l'extrémité de la base du cinquième os du métatarse.

J'ai vû en 1785 ce tendon se terminer au calcaneum , et dans un autre cadavre le tendon étoit divisé en deux portions , dont l'une étoit attachée au calcaneum , et l'autre au cuboïde,

§. 931.

USAGES. Il tourne le pied en dehors.

Comme il agit particulièrement sur le cinquième os du métatarse, et qu'il l'éloigne du quatrième, il contribue à applatir le pied.

VI. LE LONG PÉRONIER.

§. 932.

SYNONYMES. Septimus pedem moventium, VESAL, de C. H. F. L. II. c. 59. Tab. VI. *Peroneus longus*, EUSTACHIUS, Tab. XXVIII. 2. XXIX. XXX. *Oblique moventium pedem secundus fibuleus, peroneus primus*, CASSERIUS, L. IV. T. 40. fig. 2. B. C. D. SPIEGEL, de C. H. F. L. IV. c. 24. p. 130. *Peroneus posticus*, RIOLAN, Anthrop. L. V. c. 43. *Peroneus*, BIDLOO, T. 80. E. 81. I. *Peroneus longus*, COWPER, anat. eod. et Tab. 86. fig. 1. M. *Peronæus primus*, COWPER, Myot. 1724. c. 34. Tab. 5. 55. 62. *Le long péronier, communément dit péronier postérieur*, WINSLOW, Tr. des muscles, §. 498. GAUTIER, Ess. d'anat. T. XIX. 172. *Peroneus longus*, ALBINI H. M. L. III. c. 212. *ej.* Tab. M. III. G — L. VIII. m — r. X. fig. 22. XXIV. fig. 3. 4. JADELOT, Tab. III. 46. *Der lange Wadenbein-Muskel*, BAHRDT, Tab. XXXII. fig. 6. 7. 8. Synt. Tab. III. V. fig. 3. 4. 5. LODER, Tab. XXX. 125. 126. XLV. fig. 3. 4.

§. 933.

ATTACHES. Il commence par des fibres charnues de la tête du fibula, de la face antérieure et postérieure de cet os, et un peu du ligament interosseux. Il descend ainsi par le tiers supérieur du fibula, et continue d'y descendre à côté et derrière le moyen péronier, toujours attaché au fibula, et en recevant des fibres charnues.

Peu à peu il devient tendineux, mais accompagné de fibres charnues, jusqu'à l'extrémité inférieure de la jambe. Le tendon formé, passe derrière la malléole externe par la gaine aponeurotique au bord externe du pied, auquel il s'enfonce entre les muscles de la plante du pied, et y suit une route qu'on verra plus bas (1060.)

§. 934.

USAGES. Il étend le pied en bas, et le tourne en dehors.

VII. LE PÉDIEUX.

§. 935.

SYNONYMES. *Decimus sextus pedis digitos moventium*, VESAL. de C. H. F. L. II. c. 60. p. 297. Tab. V. *Extendens secundum digitorûm internodium*, CASSERIUS, L. IV. T. 39. fig. 1. L. SPIEGEL, de C. H. F. L. IV. c. 27. p. 132. *Brevis digitûm tensor*, s. *pedieus*, RIOLAN, Anthrop. L. V. c. 44. BIDLOO, T. 81. G. COWPER, anat. eod.; *Extensor pollicis brevis*, COWPER, Myot. 1724. c. 35. Tab. 55. 63.; et *l'extensor digitorum brevis*, *ej*. c. 36. Tab. iisd. *Le court extenseur commun des orteils*, WINSLOW, Tr. des muscles, §. 522.

Le Pédieux, GAUTIER, Ess. d'anat. Tab. XIX. 177. *Extensor brevis digitorum pedis*, ALBINI H. M. L. III. c. 218. *ej.* Tab. M. III. e — l. XXV. fig. 9. JADELOT, Tab. VII. 35. *Der kurze Ausstreker der Zehen*, BAHRDT, Tab. XXX. fig. 5. Synt. Tab. I. LODER, Tab. XXVII. 93. XLVI. fig. 2.

§. 936.

ATTACHES. Il commence sur le dos du pied par des fibres légèrement tendineuses de l'apophyse externe du calcaneum ; il forme bientôt un muscle plat, qui se porte sur le tarse du dehors en dedans, et se divise bientôt en quatre portions.

Chaque portion se termine par un tendon qui se rend au grand orteil et aux trois orteils suivans, en s'attachant successivement aux trois phalanges de chaque orteil.

§. 937.

USAGES. Il étend les orteils, auxquels il parvient.

VINGTIÈME LEÇON.

SECTION I.

MUSCLES POSTÉRIEURS DE LA JAMBE.

§. 938.

QUAND on a séparé la peau de la surface postérieure de la jambe, on apperçoit ses muscles, recouverts par la portion postérieure de l'*aponeurose crurale*, plus mince que la portion antérieure.

On détache ensuite la peau de la plante du pied, pour examiner d'abord les expansions aponeurotiques, sur lesquelles les muscles de cette partie s'appuient. Elles sont:

1. L'Aponeurose plantaire. §. 939.
2. Les Gaines aponeurotiques des fléchisseurs. §. 942.

1. *L'Aponeurose plantaire.*

§. 939.

Synonymes. Latescens tendo, cuti plantæ subnatus, VÉSAL. de C. H. F. L. II. c. 58. p 289. Tab. XIII. *Aponeurosis plantæ*, COURCELLES,

M. plantæ pedis, c. 1. icon. 1. JADELOT, Tab. XIV. fig. I. 1. *Die sehnigte Ausbreitung des Platt-fusses*, BAHRDT, Tab. XXXIV. fig. 4. LODER, Tab. XXV. fig. 3.

§. 940.

ATTACHES. Cette aponeurose prend son origine à la face inférieure de la tubérosité du calcaneum, par une couche large de fibres tendineuses et très-fortes. Ces fibres vont en général de derrière en devant ; elles ne sont cependant pas parallèles, mais souvent obliques et croisées ; il y en a aussi quelques-unes de transversales.

L'aponeurose se divise en trois parties.

La portion extérieure s'avance vers le bord externe de la plante sous les muscles qui appartiennent au petit orteil, et s'y évanouit peu-à-peu. C'est la *petite aponeurose plantaire.*

La portion moyenne, qui est la grande, et qu'on appelle la *grande aponeurose plantaire*, occupe le milieu de la plante, et se dilate en s'avançant. Près des orteils, elle se divise en cinq portions, séparées par beaucoup de graisse, dont chacune gagne un orteil. Avant que de l'atteindre, elle se soudivise en deux bandelettes, entre lesquelles passent les tendons fléchisseurs. Les bandelettes s'attachent enfin aux deux côtés de la tête d'un os du métatarse.

La partie interne, qui est la plus petite, va du côté interne de la plante, sous les muscles qui appartiennent au grand orteil, et s'y évanouit.

§. 941.

USAGES. Par sa force, l'aponeurose plantaire assure la situation respective des parties molles de la plante du pied, et empêche que la compression qu'elles doivent éprouver nécessairement en marchant, ne leur porte aucun préjudice.

Elle sert d'ailleurs d'attache au muscle court fléchisseur des orteils, et en partie aux abducteurs du grand et petit orteil.

2. *Les Gaines aponeurotiques des Fléchisseurs.*

§. 942.

SYNONYMES. Vaginæ, tendinum flexorum digitorum pedis, COURCELLES, M. plantæ pedis, c. 4. icon. 2.

§. 943.

ATTACHES. Les tendons des muscles fléchisseurs des orteils sont enfermés dans des gaines aponeurotiques, semblables à celles que nous avons vûes à la main, mais beaucoup plus petites, de même que les orteils sont plus petits que les doigts. C'est pourquoi les parties des gaines ne peuvent pas être aussi bien distinguées; les *anneaux ligamenteux des jointures* et les *ligamens vaginaux* sont cependant assez visibles, mais les *ligamens croisés* peuvent à peine être apperçus au second orteil.

DES MUSCLES.

§. 944.

Les muscles de la partie postérieure de la jambe s'y terminent en partie, mais le plus grand nombre va jusques dans la plante. Ils sont:

I. Les Gastrocnémiens. §. 446.
II. Le Plantaire grêle. §. 449.
III. Le Soléaire. §. 951.
IV. Le Poplité. §. 456.
V. Le long Fléchisseur commun des orteils. §. 959. 64. 69.
VI. Le court Fléchisseur des orteils. §. 961.
VII. Les Lombricaux. §. 967.
VIII. Le long Fléchisseur du pouce. §. 971.
IX. Le Jambier postérieur. §. 974.

Gaines muqueuses.

§. 945.

Les tendons des muscles de la jambe, qui parviennent jusqu'à la plante du pied, ne passent pas seulement par les gaines aponeurotiques, dont je viens de parler. Mais ils sont encore immédiatement enveloppé par des gaines muqueuses, de sorte que le tendon vêtu de sa gaine muqueuse, passe par l'aponeurotique; de la même manière qu'il a été dit dans l'histoire de l'avant-bras.

Ces gaines sont:
a) au grand fléchisseur commun des orteils,

MONRO, Tab. V. x. y. FOURCROY, Ac.
des Sc. 1787. p. 307. KOCH, Diss. p. 46. n. 9.
LODER, Tab. LI. fig. 1. n. 16.

b) au long fléchisseur du pouce,
MONRO, Tab. V. w. FOURCROY, p. 308.
KOCH, n. 8. LODER, Tab. LI. fig. 1. n. 18.

c) au jambier postérieur,
MONRO, Tab. V. z. VI. FOURCROY, p. 307.
KOCH, n. 10. LODER. Tab. LI. fig. 1. n. 17.

d) au petit fléchisseur commun des orteils.
MONRO, Tab. VI. S. T. U. V. KOCH, p. 47.
n. 13. LODER, Tab. LI. fig. 2. n. 10. — 14.

I. LES GASTROCNÉMIENS.

§. 946.

SYNONYMES. *Primus et secundus pedem moven-
tium*, VESAL. de C. H. F. L. II. c. 59. p. 291. Tab.
XII. *Gemelli*, EUSTACHIUS, Tab. XXVIII. XXIX.
*Extendentium tarsi primus, Gastrocnemius exter-
nus*, CASSERIUS, L. IV. Tab. 38. D. E. F. G.
SPIEGEL, de C. H. F. L. IV. c. 24. p. 129. *Ge-
melli s. gastrocnemius externus et internus*, RIO-
LAN, Anthrop. L. V. c. 43. *Gastrocnemius exter-
nus*, BIDLOO, T. 83. E. COWPER, anat. eod.
Gastrocnemius externus, s. gemellus, COWPER,
Myot. 1724. c. 34. Tab. 55. 62. *Les grands jumeaux
ou gastrocnémiens*, WINSLOW, Tr. des muscles,
§. 479. *Le jumeau externe et interne*, GAUTIER,
Ess. d'anat. Tab. XIX. 168. 167. *Gemellus*, AL-

BINI, H. M. L. III. c. 205. *ej.* Tab. M. V. XXIV. fig. 10. JADELOT, Tab. VII. 31. *Der Zwillings-Muskel der Wade*, BAHRDT, Tab. XXIX. fig. 1. Synt. Tab. III. LODER, Tab. XXVIII. 110. — 2. XLV. fig. 10.

§. 947.

ATTACHES. Ces deux muscles séparés à leur origine, puis réunis en une seule masse, font la principale partie du gras de jambe.

Ils commencent à l'extrémité inférieure du femur par des fibres aponeurotiques ; le gastrocnémien externe, qui est un peu plus gros, commence au-dessus du condyle externe du femur, et le gastrocnémien interne, au-dessus du condyle interne. Ils descendent fortement attachés au ligament capsulaire, qui couvre les deux condyles, deviennent musculeux à leur surface postérieure, mais à l'antérieure qui est tournée vers le ligament, ils continuent d'être tendineux. L'espace entre les deux muscles, est occupé par les gros vaisseaux et nerfs poplités.

Sous le jarret les deux muscles se réunissent en un seul ; ou plutôt ils s'approchent l'un de l'autre, et s'unissent par une ligne aponeurotique, car après l'union, les deux corps sont toujours distingués. Alors la masse commune dimiuue de suite en grosseur, et se termine encore au gras de jambe, en une aponeurose large et mince, qui constitue avec la partie tendineuse du soléaire le tendon d'Achille.

§. 948.

Je n'ai jamais trouvé aucun *os sésamoïdien*, que CAMPER (Naturgeschichte des Orang-Outang p. 126.) a fréquemment rencontré dans l'origine tendineuse du muscle gastrocnémien externe.

II. LE PLANTAIRE GRÊLE.

§. 949.

PRÉPARATION. On détachera les deux chefs des gastrocnémiens, en laissant le tissu cellulaire attaché aux parties profondes, afin de ne pas intéresser les capsules muqueuses, dont il sera parlé plus bas.

§. 950.

SYNONYMES. Tertius pedem moventium, VE-SAL. de C. H. F. L. II. c. 59. p. 291. Tab. XIII. *Plantaris*, EUSTACHIUS, Tab. XXVIII. XXIX. *Musculus, cujus latus tendo mediæ plantæ subnascitur, plantaris*, CASSERIUS, L. IV. Tab. 38. f. 2. J. K. SPIEGEL, de C. H. F. L. IV. c. 25. p. 131. *Plantaris*, RIOLAN, Anthrop. L. V. c. 43. BIDLOO, T. 84. G. COWPER, anat. eod.; Myot. 1724. c. 34. Tab. 8. 62. 65. *Le jambier grêle, vulgairement dit plantaire*, WINSLOW, Tr. des muscles, §. 489. GAUTIER, Ess. d'anat. Tab. XIX. 170. *Plantaris*, ALBINI, H. M. L. III. c. 206. *ej.* Tab. M. VI. XXIV. fig. 11. *Plantaris longus*, JADELOT, Tab. VIII. 35. *Der Plattfuss-Muskel,*

Muskel, BAHRDT, Tab. XXIX. fig. 2. Synt. Tab. III. LODER, Tab. XXVIII. 114. 115. XLV. fig. 11.

§. 951.

ATTACHES. Ce petit muscle commence au femur, au-dessus du condyle externe, au bord interne du gastrocnémien externe par de courtes fibres tendineuses.

Devenu charnu, il se porte sur le ligament capsulaire, obliquement vers le bord interne des gastrocnémiens réunis, auquel il se convertit en un tendon long et grêle, qui y descend, et après avoir accompagné le tendon d'Achille, s'y termine en partie, et en partie à l'os calcaneum.

Ce muscle manque quelquefois à l'un ou aux deux pieds.

III. LE SOLÉAIRE.

§. 952.

SYNONYMES. Quartus pedem moventium, VÉSAL. de C. H. F. L. II. c. 59. p. 292. Tab. XIII. *Solei*, EUSTACHIUS, Tab. XXVIII. XXIX. *Extendentium tarsi secundus, gastrocnemius internus*, CASSERIUS, L. IV. Tab. 38. fig. 2. M. N. SPIEGEL, de C. H. F. L. IV. c. 24. p. 129. *Soleus*, RIOLAN, Anthrop. L. V. c. 43. *Soleus, s. gastrocnemius internus*, COWPER, Myot. 1724. c. 34. Tab. 8. 62. *Le Soléaire*, WINSLOW, Tr. des muscles, §. 484. GAUTIER, Ess. d'anat. Tab. XX. 169. *Soleus*, ALBINI, H. M. L. III. c. 207. *ej.*

Q

Tab. M. VI. ♌; XXIV. fig. 8. 9. JADELOT,
T. VIII. 36. *Der Schollen-Muskel*, BAHRDT,
Tab. XXIX. fig. 3. Synt. Tab. IV. LODER, Tab.
XXVIII. 113. XLV. fig. 8. 9.

§. 953.

ATTACHES. Ce muscle qui forme la partie
intérieure du gras de jambe, commence par des
fibres tendineuses du bord inférieur de la ligne
oblique du tibia, de la tête du fibula, et du
ligament interosseux.

Il forme bientôt un muscle fort, qui reçoit de
nouvelles fibres musculaires de la surface postérieure du tibia et du fibula, sur lesquelles il
descend. La surface postérieure de ce muscle,
qui regarde les gastrocnémiens, est aponeurotique.

Au bas du gras de jambe, il diminue en volume, et forme peu à peu un tendon extrême-
ment fort, dont la surface antérieure, qui regarde
le ligament interosseux, est charnue jusqu'en
bas, mais la postérieure, qui est aponeurotique,
s'unit à l'aponeurose des gastrocnémiens.

§. 954.

Le tendon, qui forme l'extrémité inférieure
commune des gastrocnémiens et du soléaire, est
appellé le *tendon d'Achille*; il se termine à la surface postérieure et inférieure de la tubérosité du
calcaneum.

Capsule du Tendon d'Achille.

§. 955.

Entre le tendon et la portion supérieure de la surface postérieure de la tubérosité du calcaneum, se trouve une capsule muqueuse.

ALBINUS, H. M. L. III. c. 207. JANKE, Pr. p. XVIII. a. MONRO, Tab. V. t. FOURCROY, Ac. des sc. 1787. p. 305. KOCH, Diss. p. 45. n. 1. LODER, Tab. LI. fig. 1. n. 19.

Usages des Muscles I. II. III.

§. 956.

Les gastrocnémiens et le soléaire, tirent le pied en arrière et l'étendent par conséquent Ils sont indispensables dans la marche, ou pendant que le corps est debout, auquel ils assurent la stabilité. Lorsqu'en marchant on met le pied droit devant le gauche, la jambe et le pied droit font un angle obtus ensemble, en ce que le calcaneum est retiré vers la jambe. Pendant que le pied gauche est porté devant le droit, en faisant le pas suivant, le corps entier se tourne sur le pied droit, comme un levier sur son point fixe, ensorte que le pied gauche étant placé, la jambe droite forme maintenant un angle aigu avec son pied. Or la stabilité du corps qu'on observe pendant que l'angle obtus de la jambe droite passe en un angle aigu, est dûe uniquement aux muscles gastrocnémiens et soléaire, quoique le mouvement lui-même dépend encore de plusieurs autres muscles, comme on le reconnoit par le défaut de cette stabilité dans les cas de rupture du tendon d'Achille.

Le muscle plantaire ne paroît avoir guère d'action.

IV. LE POPLITÉ.

§. 957.

SYNONYMES· Musculus in poplite occultatus, VÉSAL. de C. H. F. L. II. c. 55. p. 284. Tab. XIV. Γ; *Popliteus*, EUSTACHIUS, T. XXIX. △; *Oblique movens tibiam, supplopliteus*, CASSERIUS, L. IV. T. 38. G. H. SPIEGEL, de C. H. F. L. IV. c. 23. p. 129. *Popliteus*, RIOLAN, Anthrop. L. V. c. 42. BIDLOO, T. 84. C. COWPER, anat. eod.; Myot. 1724. c. 33. Tab. 9. 60. *Le Poplité ou le jarretier*, WINSLOW, Tr. des musc. §. 464. GAUTIER, Ess. d'anat. Tab. XVIII. 164. *Popliteus*, ALBINI H. M. L. III. c. 208. *ej.* Tab. M. VII. W. X. Y. XXIII. fig. 1. JADELOT, Tab. VIII. 35.. *Der Kniekehlen - Muskel*, BAHRDT, Tab. XXIX. fig. 5. Synt. Tab. III. LODER, Tab. XXIX. 76. 77. XLIV. fig. 9.

§. 958.

ATTACHES. Il commence par des fibres tendineuses du condyle externe du femur, de la tête du fibula, et du ligament capsulaire. Il devient ensuite charnu, descend obliquement en s'élargissant vers l'espace triangulaire, qui se trouve à la face postérieure de l'extrémité supérieure du tibia, et s'y termine à la ligne oblique. Il est couché dans toute sa marche sur le ligament capsulaire, et couvert par des fibres aponeurotiques.

§. 959.

USAGES. Ce muscle peut contribuer à fléchir la jambe sur la cuisse.

Mais sa principale action paroît se porter sur le ligament capsulaire, qu'il écarte de l'articulation, pendant que le genou est plié, en empêchant que le ligament n'y soit froissé.

V. LE LONG FLÉCHISSEUR COMMUN
DES ORTEILS.

§. 960.

SYNONYMES. Secundus pedem digitos moventium, VESAL. de C. H. F. L. II. c. 68 p 295. Tab. XIV. *Flexor longus digitorum pedis*, EUSTACHIUS, Tab XXVIII. XXXVI. *Flexor tertii digitorum pedis internodii*, CASSERIUS, L. IV. T. 41. fig. 2. D. E. *Id.* s. *Perforans*, SPIEGEL, de C. H. F. L. IV. c. 26. p. 131. *Longus digitûm flexor* s. *Perodactyleus*, RIOLAN, Anthrop. L. V. c. 44. *Perforans*, BIDLOO, T. 83. H; 84. L. COWPER, anat. eod.; Myot. 1724. c. 36. Tab. 55. 63. 65.

Le long fléchisseur commun des orteils, ou le perforant du pied, WINSLOW, Tr. des muscl. §. 529. *Le Profond*, GAUTIER, Ess. d'anat. T. XIX. 174. *Flexor longus digitorum pedis*, ALBINI, H. M. L. III. c. 209. *ej.* Tab. M. VII. a. b. c. XXV. fig. 6. 7. COURCELLES, M. plantæ pedis, c. 7. icon. 3. JADELOT, Tab. IX. 22. *Der lange Bieger der Zehen*, BAHRDT, Tab. XXXI. fig. 4. 5. 7. Synt. Tab. V. LODER, Tab. XXIX. 80. 81. XLVI. fig. 8. 9. XXXI. fig. 19.

§. 961.

ATTACHES. Pour parvenir aux muscles suivans, il faut couper les attaches supérieures des muscles gastrocnémiens, du plantaire et du soléaire.

Le fléchisseur commence par des fibres charnues, au-dessus du milieu de la surface postérieure du tibia, dès que le soléaire n'en reçoit plus. Il descend, attaché le long du tibia, et forme bientôt un tendon à sa face postérieure. Peu avant que d'atteindre la malléole interne, le tendon est tout-à-fait dégagé des chairs.

En passant de la jambe au pied, il entre dans la gaine aponeurotique, (EUSTACHIUS, Tab. XXVIII.) située dans une gouttière, qui est formée en partie à la surface postérieure de l'astragale et en partie à la petite apophyse du calcaneum.

Quand il est sorti de la gaine, il s'enfonce

entre les muscles de la plante du pied, et s'y avance comme on verra ci-après (§. 965).

VI. LE PETIT FLÉCHISSEUR COMMUN DES ORTEILS.

§. 962.

PRÉPARATION. Ce muscle est situé sur l'aponeurose plantaire (§. 939). Il faut donc commencer par détacher cette aponeurose du calcaneum, et la séparer des parties qu'elle couvre, ce qui ne peut pas se pratiquer à moins que de couper les fibres charnues qui appartiennent aux muscles petit fléchisseur et abducteur du grand et du petit orteil.

§. 963.

SYNONYMES. Primus pedis digitos moventium, VÉSAL. de C. H. F. L. II. c. 60. p. 295. Tab. XIV. *Flexor secundi digitorum pedis internodii, s. perforatus*, CASSERIUS, L. IV. Tab. 42. fig. 2. C. SPIEGEL, de C. H. F. L. IV. c. 26. p. 131. *Brevis digitum flexor, s. pedieus internus, s. pterno dactyleus*, RIOLAN, Anthrop. L. V. c. 44. *Perforatus*, BIDLOO, T. 83. G. 85. I. COWPER, anat. eod. ; Myot. 1724. c. 36. Tab. 63. 65. *Le court fléchisseur commun des orteils, ou le perforé du pied*, WINSLOW, Tr. des muscl. §. 526. *Le Sublime* GAUTIER, Ess. d'anat. Tab. XIX. 173. *Flexor brevis digitorum pedis*, ALBINI, H. M. L. III. c. 219. EJ. Tab. M. X. fig. 18. 19. COURCELLES, M.

plantæ pedis, c. 3. icon. 2. JADELOT, Tab. XIV.
fig. II. 3. *Der kurze Bieger der Zehen*, BAHRDT,
Tab. XXXI. fig. 3. Synt. Tab. V. LODER, Tab.
XXXI. fig. 18.

§. 964.

ATTACHES. Il commence par des fibres légèrement tendineuses, de la partie inférieure et
moyenne de la tubérosité du calcaneum, du ligament transversal entre l'os scaphoïde et le cuboïde
(§. 1062.) et de l'aponeurose plantaire.

Il forme un muscle plat, qui se divise en
quatre portions, en s'avançant vers les doigts.
Quelquefois il n'y a que trois portions.

Chaque portion forme ensuite un tendon, qui
se portent aux quatre orteils après le grand; et
ils entrent chacun dans la gaine aponeurotique,
(§. 942.), où ils se divisent en deux languettes,
pendant qu'ils vont sur la première phalange.

Du point de la fente, un cordon très-grêle,
(*corda*, COURCELIÆS, M. plantæ pedis, c. 8.
p. 45. icon. 3. *Ligamentulum longum*, WEIT-
BRECHT, p. 199.), part du tendon, et s'attache
latéralement à la première phalange.

Cette fente sert de passage au tendon du long
fléchisseur; après quoi les languettes se réunissent derechef, et reçoivent un autre petit ligament large en égard à sa longueur, qui part
de la première phalange, (*ligamentum breve*, *latum*,
rhomboidale, WEITBREHT, ib.) Les languettes

s'attachent enfin sur la seconde phalange, et s'y terminent après s'être croisées.

Suite du long Fléchisseur (V).

§. 965.

Lorsqu'on coupe le court fléchisseur (VI.) à son attache au calcaneum, et qu'on le replie vers les orteils, on apperçoit le tendon du long fléchisseur commun des orteils (§. 960.), s'avancer vers le milieu de la plante.

Il y est uni au tendon du long fléchisseur du grand orteil, par un tendon intermédiaire.

§. 966.

Ensuite le tendon du long fléchisseur commun reçoit un *muscle accessoire*, de la figure d'un quarré long, qui commence à la surface inférieure du corps du calcaneum, se dirige du dehors en dedans, et s'applique dans une direction très-oblique au tendon du long fléchisseur commun.

SYNONYMES. Moles carnea, quæ sub brevi digitûm flexore latitat, RIOLAN, Anthrop. L. V. c. 44. *Musculus lumbricalis*, BIDLOO, T. 86. f. 1. A. COWPER, anat. eod. *L'accessoire du fléchisseur des orteils*, WINSLOW, Tr. des muscl. §. 533. *Caput alterum tendinis flexoris longi, carnea massa, caro quadrata*, COURCELLES, M. plantæ pedis, c. 7. icon. 3. *Accessorius flexoris longi communis digitorum pedis*, JADELOT, Tab. XIV. fig. III. 8. IV. 10. LODER, Tab. XXXI. fig. 19.

§. 967.

Aprés que le muscle accessoire s'est réuni au tendon du long fléchisseur commun, il se divise en quatre tendons.

VII. LES LOMBRICAUX DU PIED.

§. 968.

SYNONYMES. Decimus nonus, 20. 21. 22. *pedis digitos moventium*, VESAL. de C. H. F. L. II c. 60. p. 298. *Quatuor, quorum exortus emanat a tendinibus, M. perforantis*, COLUMB. de R. anat. L. V. c. 31. *Lumbricales, primum digitorum pedis internodium flectentes*, CASSERIUS, L. IV. Tab. 42. fig. 3. F. SPIEGEL, de C. H. F. L. IV. c. 26. p. 131. *Lumbricales*, RIOLAN, Anthrop. L. V. c. 44. BIDLOO, T. 86. E. COWPER, anat. eod.; Myotom. 1724. c. 36. Tab. 63. 65. *Les lombricaux des orteils*, WINSLOW, Tr. des muscles, §. 537. GAUTIER, Ess. d'anat. Tab. XIX. 175. *Lumbricales pedis*, ALBINI, H. M. L. III. c. 222. *ej.* Tab. M. X. fig. 20. XXV. fig. 8. COURCELLES, M. plantæ pedis, c. 9. icon. 4. 5. JADELOT, Tab. XIV. fig. III. 10. IV. 19. *Die Regenwurm - Muskel des Fusses*, BAHRDT, Tab. XXXI. fig. 5. Synt. Tab. V. LODER, Tab. XXXI. fig. 19. n. 6 — 9.

§. 969.

ATTACHES. Chacun des quatre tendons qui résultent de la division de celui du long fléchisseur

(§. 966.), donne naissance à un muscle lombrical, dont le volume grêle diminue, en s'avançant vers son orteil, et qui s'y termine au côté interne de la première phalange par un tendon ; ce tendon se combine avec celui de l'extenseur.

Au lieu de quatre lombricaux qui se portent aux quatre orteils après le grand, je n'en ai quelquefois vû que deux ou trois.

Suite du long Fléchisseur (V).

§. 970.

Les quatre tendons du long fléchisseur (§. 966.) se portent enfin eux-mêmes chacun à son orteil, le premier au second orteil, et le quatrième au cinquième.

Ils passent par les bandelettes de l'aponeurose plantaire (§. 940.), et entrent dans la gaine aponeurotique de l'orteil (§. 943).

Pendant qu'ils s'y avancent sur la première phalange, ils traversent la fente du tendon du court fléchisseur (§. 964.)

Ils reçoivent ensuite chacun deux bandelettes longues, (*ligamentula longa*), dont l'un part de la première phalange, et l'autre de la seconde.

Ils passent sur la seconde phalange, et y sont retenus par un ligament, (*ligamentum latum, breve, triangulare*), qui s'attache par une base large à la seconde et troisième phalange, et se termine au tendon en pointe.

Enfin ils se terminent à la troisième phalange.

Usages des Muscles V. VI. VII.

§. 971.

Les muscles long et court fléchisseur et les lombricaux , fléchissent évidemment les trois phalanges de chaque orteil ; ensorte que le lombrical est le fléchisseur de la première phalange, le tendon du court fléchisseur celui de la seconde, et le tendon du long fléchisseur celui de la troisième.

L'accessoire du long fléchisseur (§. 966.), supplée ce que la très-grande longueur et la direction angulaire pourroit diminuer de la force du long fléchisseur lui-même.

L'aponeurose plantaire et la plante du pied, sont tendues par l'action du petit fléchisseur, qui y est attaché, et en vertu de cette tension l'accessoire et les lombricaux produisent un effet plus considérable.

Par la communication entre le tendon du long fléchisseur commun des orteils et celui du pouce, aucun de ces muscles n'agit sans que l'autre ne suive son action.

VIII. LE LONG FLÉCHISSEUR DU POUCE.

§. 972.

SYNONYMES. Tertius pedis digitos moventium, VÉSAL. de C. H. F. L. II. c. 60. p. 295. Tab. XIV. *Flexor longus pollicis pedis ,* EUSTACHIUS,

Tab. XXVIII. XXXVI. K. *Pollicis flexor*, CAS-
SERIUS, L. IV. Tab. 41. f. 2. l. SPIEGEL, de C.
H. F. L. IV. c. 26. p. 132. RIOLAN, Anthrop. L. V.
c. 45. BIDLOO, T. 84. H. COWPER, anat. eod.;
Flexor pollicis longus, COWPER, Myot. 1724.
c. 35. Tab. 56. 63. 65. *Le long fléchisseur du
pouce*, WINSLOW, Tr. des muscles, §. 506. *Le
fléchisseur du pouce*, GAUTIER, Ess. d'anat. Tab.
XX. 180. *Flexor longus pollicis pedis*, ALBINI H.
M. L. III. c. 210. *ej.* Tab. M. VII. h. i. k.; XXV.
fig. 8. 10. JADELOT, Tab. IX. 23. *Der lange Bieger der grossen Zehe*, BAHRDT, Tab. XXXI. fig. 6.
5. Synt. Tab. V. LODER, Tab. XXIX. 82. 83.
XLVI. fig. 7. 8. 9.

§. 973.

ATTACHES. Il commence par des fibres charnues au-dessus du milieu du fibula, et du ligament interosseux, et il descend toujours attaché
à ces parties. Son bord postérieur forme bientôt
un tendon, dont la surface antérieure est accompagnée par les chairs jusqu'au pied.

Quand le tendon est tout-à-fait formé, il passe
par la gaine aponeurotique, qui lui est commune
avec le tendon du long fléchisseur commnn
(§. 960.), dans laquelle il est cependant séparé de
ce dernier tendon par une cloison.

En sortant de la gaine, il entre dans la plante
du pied au-dessus du muscle grand abducteur du
pouce, dont il croise la direction. Ensuite il

croise le tendon du long fléchisseur commun des orteils, et peu après il communique avec lui par le tendon intermédiaire (§. 965).

Enfin, en marchant à côté du grand abducteur, il s'approche du grand orteil, passe sous lui entre les os sésamoïdiens, et s'attache à la première et seconde phalange.

§. 974.

Il fléchit les deux phalanges du grand orteil, mais il agit plus puissamment sur la seconde que sur la première.

IX. LE JAMBIER POSTÉRIEUR.

§. 975.

SYNONYMES. Quintus pedem moventium, VE-SAL. de C. H. F. L. II. c. 59. p. 292. Tab. XV. D. *Tibialis posticus*, EUSTACHIUS, Tab. XXVIII. XXXVII. x. *Oblique tarsum moventium primus, adducens*, CASSERIUS, L. IV. T. 39. fig. 2. E. *Id.* 3. *Nauticus, tibialis posticus*, SPIEGEL, de C. H. F. L. IV. c. 24. p. 130. *Tibieus posticus*, RIOLAN, Anthrop. L. V. c. 43. BIDLOO, T. 84. I. COW-PER, anat. eod.; *Tibialis posticus*, COWPER, Myot. 1724. c. 34. Tab. 9. 62. *Le jambier posté-rieur*, WINSLOW, Tr. des muscles, §. 493. GAU-TIER, Ess. d'anat. Tab. XX. 171. *Tibialis posti-cus*, ALBINI H. M. L. III. c. 211. *ej.* Tab. M. VIII. E — L. XXIV. fig. 12. 13. JADELOT, Tab. IX. 21. *Der hintere Schienbein-Muskel*, BAHRDT;

Tab. XXXII. fig. 3. 4. 5. Synt. Tab. III. LODER, Tab. XXIX. 78. 79. XLV. fig. 12. 13. 14.

§. 976.

ATTACHES. Il commence par des fibres charnues au-dessus de la moitié de la jambe, en grande partie du ligament interosseux, et un peu du fibula et du tibia.

Il descend le long de ces parties, et en reçoit toujours des fibres musculaires, en s'approchant de plus en plus du tibia. Son bord postérieur devient bientôt tendineux, mais il ne l'est tout-à-fait, qu'au bas de la jambe, où il va au-dessous et croise le tendon du long fléchisseur commun. Delà il passe dans une gaine aponeurotique particulière, située dans une gouttière qui se trouve à l'extrémité inférieure du tibia.

En sortant de la gaine, il continue au bord interne de la plante du pied, s'attache latéralement à l'os calcaneum, mais principalement à la tubérosité de l'os scaphoïde, duquel il passe encore à l'os grand cunéiforme, où il se termine souvent. Quelquefois il donne en outre des fibres au second et au troisième os cunéiforme, (v. §. 1056. 1063.)

§. 977.

USAGES. Il tourne le pied en dedans vers l'autre.

Il l'étend aussi un peu, et coopère sous ce rapport avec les muscles gastrocnémiens et soléaire.

SECTION II.

LIGAMENS DU GENOU.

§. 978.

Les ligamens du genou sont entourés de plusieurs membranes, par lesquelles l'articulation acquiert plus de force. En procédant de la surface vers l'intérieur du membre, les différentes parties se présentent dans l'ordre suivant:

1. Les accessoires de l'articulation,
   I. La continuation du Fascia lata. §. 979.
   II. Les Tendons des muscles du Femur. §. 980.
   III. Les Capsules muqueuses. §. 981.
2. L'articulation proprement dite,
   IV. Le Ligament latéral interne. §. 983.
   V. Les Ligamens latéraux externes. §. 985.
   VI. Le Ligament postérieur. §. 988.
   VII. Le Ligament capsulaire. §. 989.
3. L'intérieur de l'articulation,
   VIII. L'Appareil synovial. §. 991.
   IX. Les Ligamens ailés. §: 994.
   X. Les Cartilages articulaires. §. 996.
   XI. Les Cartilages demi-lunaires. §. 996.
   XII. Les Ligamens croisés. §. 1002.

I. LA CONTINUATION DU FASCIA LATA.

§. 979.

On sait déjà (§. 781. 904.) que le fascia lata passe de la cuisse par le genou dans la jambe,

et

et qu'il enveloppe par conséquent le genou. Il en est tout-à-fait séparable, quoiqu'il y soit très-fortement attaché. A cet effet on fait une incision légère au milieu du genou sur la rotule, et on sépare le fascia à gauche et à droite. Au-dessous du genou le fascia lata s'unit à l'aponeurose, qui vient des tendons des muscles de la cuisse, n'en est plus séparable, et est continuée avec elle dans l'aponeurose crurale.

II. LES TENDONS DES MUSCLES DU FEMUR.

§. 980.

Après qu'on a bien séparé le fascia lata, on parvient à la masse commune, qui termine les muscles droit de la cuisse, crural en les deux vastes (§. 826.), et qui se change en une mince aponeurose vers l'extrémité inférieure de la cuisse. Cette aponeurose passe par le genou, recouvre le ligament capsulaire, et y tient par un tissu cellulaire court, mais elle en est cependant séparable tout autour du genou. Quoique l'aponeurose couvre le ligament capsulaire avec assez d'uniformité, on y observe cependant distinctement la continuation des tendons propres à chaque muscle. Toute l'aponeurose s'attache à l'extrémité supérieure du tibia, ensorte que les tendons des deux vastes s'attachent aux condyles, et celui du crural et droit, à l'épine de cet os. Elle reçoit enfin quelque surcroît de l'expansion

R

des tendons du couturier, grêle, et demi-tendineux.

III. LES CAPSULES MUQUEUSES.

§. 981.

On disséquera actuellement l'aponeurose, en la renversant vers la jambe. On pourra alors examiner les capsules muqueuses, qui se trouvent près de l'articulation du genou.

1) *Capsule supérieure du genou,*

Derrière le tendon du muscle crural, entre lui et le ligament capsulaire, au-dessus de la rotule. Elle s'étend souvent de part et d'autre derrière l'aponeurose, aux tendons des deux muscles vastes. Communément elle communique avec l'intérieur de l'articulation. ALBINUS, H. M. L. III. c. 198. JANKE, Pr. p. XVI. a. MONRO, bursæ, T. III. Z. IV. G. FOURCROY, Ac. des sc. 1787. p. 290. KOCH, Diss. p. 43. n. 1. *B. genu profunda,* LODER, Tab. L. fig. 2. n. 10. fig. 3. n. 13.

2) *Capsule de la rotule,*

Elle est située entre la surface antérieure de la rotule, et la partie de l'aponeurose qui provient du tendon du muscle crural. J'y ai trouvé des grains graisseux.

Quelquefois cette capsule est entre la peau et l'aponeurose; alors il n'y en a point entre l'aponeurose et la rotule. *Bursa mucosa genu superficialis,* LODER, Tab. XLIX. fig. 4. n. 12.

3) *Capsule inférieure du genou,*

Sous la rotule, entre cet os et l'épine du tibia, puis entre le ligament qui réunit la rotule à l'épine et le ligament capsulaire. Cette capsule communique avec l'articulation, et contient un peloton de graisse.

JANKE, Pr. p. XVI. b. MONRO, Tab. III. c. d. IV. K. FOURCROY, p. 291. KOCH, n. 2. *B. ligamenti patellæ,* LODER, Tab. L. fig. 2. n. 12. fig. 3. n. 14. 16.

4) *Capsule antérieure du genou,*

Sur la partie antérieure et interne du tibia, derrière les tendons des muscles couturier, grêle et demi-tendineux.

ALBINUS, H. M. L. III. c. 201. JANKE, p. XVII. e. MONRO, Tab. III. k. FOURCROY, p. 293. KOCH, p. 44. n. 3. LODER, Tab. XLIX. fig. 4. n. 11. Tab. L. fig. 4. n. 16.

5) *Capsule du demi-membraneux,*

Autour du tendon du demi-membraneux, qui va s'attacher au condyle interne du tibia, et entre ce tendon, et l'origine du muscle gastrocnémien interne.

ALBINUS, c. 192. JANKE, p. XVII. d. MONRO, Tab. V. f. g. h. FOURCROY, p. 292. KOCH, Diss. p. 44. n. 4. LODER, Tab. L. fig. 4. n. 15.

6) *Capsule du gastrocnémien interne,*

Entre le muscle gastrocnémien interne et

le tendon du demi-membraneux. L'origine du gastrocnémien paroît entrer dans la capsule, et en faire une portion, et la partie supérieure de sa cavité communique avec celle du ligament capsulaire.

ALBINUS, c. 205. FOURCROY, p. 395. LODER, Tab. L. fig. 4. n. 13.

7) *Capsule du biceps,*

Entre le tendon du biceps et le gastrocnémien externe d'une part, et le ligament capsulaire de l'autre part; elle touche le ligament latéral externe.

ALBINUS, c. 190. JANKE, p. XVI. c. FOURCROY, p. 297. KOCH, p. 45. n. 6.

8) *Capsule du poplité,*

Entre le muscle poplité, puis le condyle externe du femur et du tibia, et la tête du péroné.

JANKE, p. XVIII. f. MONRO, Tab. V. 1. FOURCROY, p. 298. KOCH, p. 44. n. 5. LODER, Tab. L. fig. 4. n. 11.

IV. LE LIGAMENT LATÉRAL INTERNE.

§. 282.

SYNONYMES. *Interior genu regio ligamen nanciscitur*, VESAL. de C. H. F. L. II. c. 61. p. 299. *Le ligament latéral interne*, WINSLOW, Tr. des os fr. §. 148. 62. *Ligamentum externum latum*, WALTHER, de genu artic. p. 3. *Ligamentum laterale internum*, WEITBRECHT, Synd. p. 143. Tab. XIX. fig. 5. 8. LODER, Tab. XXIV. fig. 1. n. 10.

§. 983.

Cette bande ligamenteuse commence de la partie supérieure du condyle interne de la cuisse, et descend sur le ligament capsulaire au condyle interne du tibia.

V. LES LIGAMENS LATÉRAUX EXTERNES.

§. 984.

SYNONYMES. Exteriori genu regioni, crassum obductum est ligamen, VESAL. de C. H. F. L. II. c. 61. p. 299. *Le ligament latéral externe*, WINSLOW, Tr. des os fr. §. 148. 63. *Ligamentum externum teres*, WALTHER, de genu artic. p. 3. *Ligamentum laterale externum longum et breve*, WEITBRECHT, Synd. p. 144. Tab. XIX. fig. 57. XX. 59. LODER, Tab. XXIV. fig. 2. n. 11. fig. 3. n. 13.

§. 985.

Il y a deux *ligamens latéraux externes*, un *long* et un *court*.

Le long, plus épais et plus étroit que le ligament latéral interne, commence d'un tubercule situé latéralement au condyle externe du femur, auquel s'attache aussi le muscle poplité. Ce ligament passe sur le ligament capsulaire à la tête du fibula, et se termine à son col. Sa fin est un peu couverte par le tendon du biceps de la cuisse.

Le *court ligament latéral externe* se trouve postérieurement à côté du précédent. Il commence de la partie inférieure du condyle externe de la cuisse, à côté de l'origine tendineuse du gastrocnémien externe, passe sur le ligament capsulaire, et se termine à l'extrémité supérieure de la tête du fibula.

§. 986.

USAGES. L'utilité des ligamens IV et V, consiste à donner plus de force au ligament capsulaire, à favoriser les mouvemens de la jambe en avant et en arrière, et à empêcher les mouvemens latéraux.

VI. LE LIGAMENT POSTÉRIEUR.

§. 987.

SYNONYMES. Le ligament postérieur, WINSLOW, Tr. des os fr. §. 149. *Ligamentum posticum Winslowi*, WEITBRECHT, Synd. p. 148. Tab. XX. fig. 59. *Ligamentum popliteum*, LODER, Tab. XXIV. fig. 3. n. 11.

§. 988.

C'est une bande large, située obliquement dans le jarret, qui commence du condyle externe de la cuisse, et se porte au condyle interne du tibia, où elle se termine près le tendon du demi-membraneux.

Ce ligament augmente non seulement la force du ligament capsulaire, mais il sert encore d'attache aux muscles gastrocnémiens.

VII. LE LIGAMENT CAPSULAIRE.

§. 989.

SYNONYMES. Ligamentum commune, VESAL. de C. H. F. L. II. c. 61. p. 299. *Le ligament capsulaire*, WINSLOW, Tr. des os fr. §. 150. 173. 175. *Ligamentum orbiculare*, WALTHER, de genu artic. p. 5. Tab. I. *Membrana capsularis*, WEITBRECHT, Synd. p. 145. Tab. XIX. fig. 57. 58. LODER, Tab. XXIV. fig. 1. 2. 3.

§. 990.

ATTACHES. Le ligament capsulaire est une membrane très-mince en elle-même, attachée à la cuisse au-dessus des condyles; elle s'étend en descendant, pour renfermer les deux condyles; sur le devant, elle s'attache aux bords de la rotule, de manière que la surface interne de la rotule se trouve dans la cavité de l'articulation, et que cet os forme lui-même une portion du ligament capsulaire; celui-ci parvient enfin au tibia, et s'attache à ses deux condyles.

La portion du ligament capsulaire, qui se trouve entre l'extrémité inférieure de la rotule et l'épine du tibia, est plus forte que le reste de ce ligament; ou plutôt, il y a un ligament particulier, qui attache la rotule à l'épine du tibia. Ce *ligament de la rotule* est cependant uni au capsulaire, (*ligamentum tertium*, WALTHER, de genu artic. p. 4. *Ligamentum patellæ*, LODER, Tab. XXIV. fig. 1. 2. 3.

§. 991.

ALBINUS, de *musculo subcrurali*, annot. ac. Lib. IV. c. 5. Tab. fig. 4.) décrit un muscle, placé sur la moitié inférieure du femur sous le muscle crural, lequel se divise en deux portions qui s'attachent au ligament capsulaire des deux côtés de la rotule. Il pense qu'il pourroit lever le ligament pendant qu'on marche. J'ai aussi observé constamment ce *muscle subcrural*.

VIII. L'APPAREIL SYNOVIAL.

§. 992.

Coupez la capsule en travers au jarret et aux deux côtés, et laissez la partie antérieure entière.

On observe alors en premier lieu, que la capsule ne va pas de la cuisse immédiatement au tibia, mais qu'elle se porte de la cuisse à des cartilages intermédiaires, qui seront déterminés plus bas, et de ces cartilages au tibia.

§. 993.

En second lieu, on voit que la surface interne du ligament capsulaire est humectée par la synovie, dont l'appareil se trouve entre les condyles du femur, entre ceux du tibia, et aux deux

côtés de la rotule, (*glandulæ mucosæ genu*, Cowper, anat. Tab. 79. E. Monro, bursæ, T. VIII.
Loder, Tab. LI.

IX. Les Ligamens ailés.

§. 994.

Il faut observer de plus, que la surface interne
du ligament capsulaire n'est pas unie dans toute
son étendue, mais qu'elle forme deux plis, un
de chaque côté de la rotule, qui se dirigent
obliquement de haut en bas, et qu'on appelle
les *ligamens ailés;* celui qui répond au condyle
externe, est plus petit, et l'autre, qui se trouve
au côté interne, est plus grand, (*ligamentum alare
minus et majus*, Weitbrecht, p. 149. Tab. XX.
fig. 60. e. d. Loder, Tab. XXIV. fig. 4. n. 11. 10.

Ces ligamens renferment beaucoup de graisse,
et de lappareil synovial.

§. 995.

Les deux ligamens ailés se réunissent à l'extrémité inférieure de la rotule. Il en résulte une
continuation, qui quitte la rotule et la face interne du ligament capsulaire, et se porte en arrière dans la fosse entre les deux condyles de la
cuisse. Cette continuation est principalement adi-
peuse, et très-grêle; on l'appelle le *ligament muqueux*.

Vesal. de C. H. F. L. II. c. 61. p. 299.
Ligamentum mucosum, Walther, de genu artic.
p. 7. Weitbrecht, p. 149. Tab. XX. fig. 60. c.
Loder, Tab. XXIV. fig. 4. n. 8.

X. LES CARTILAGES ARTICULAIRES.

§. 996.

Les deux condyles de la cuisse, et ceux du tibia, sont garnis chacun d'un cartilage parfaitement lisse.

XI. LES CARTILAGES DEMI-LUNAIRES.

§. 997.

SYNONYMES. Cartilago articulo interjicitur, VÉSAL.de C. H. F. L. II. c. 61. p. 299. *Les cartilages semi-lunaires,* WINSLOW, Tr. des os fr. §. 156. sq. 168. sq. *Cartilagines lunatæ,* WALTHER, de genu artic. p. 13. *Ligamenta cartilaginum lunatarum,* WEITBRECHT, Synd. p. 152. Tab. XXI. fig. 61. — 3. LODER, Tab. XXIV. fig. 4. n. 6. 7.

§. 998.

Puisque les cavités articulaires des condyles du tibia sont très-plattes, il y a sur chacune un cartilage intermédiaire, en forme de demi-lune, ou plutôt en faux. Chacun de ces deux cartilages est épais à son bord externe, il diminue vers le centre, et se termine par un bord tranchant à l'intérieur ; par cet arrangement les deux cavités du tibia deviennent plus profondes.

Le bord externe de chaque cartilage est attaché au ligament capsulaire, qui lui assure sa situation.

Les extrémités des deux cartilages sont retenues par des ligamens particuliers.

§. 999.

Les extrémités du cartilage demi-lunaire externe. ont trois ligamens. Le premier, ou celui de l'extrémité antérieure, va dans la fossette du tibia, qui se trouve entre les deux cavités articulaires devant le tubercule du milieu, à côté du ligament croisé antérieur, (WEITBRECHT, p. 153. Tab. XXI. fig. 63. e). L'extrémité postérieure a deux ligamens; le premier ou le postérieut accompagne le ligament croisé postérieur à l'os de la cuisse, (ib. f.), et le second s'attache derrière le tubercule du milieu du tibia entre les deux cavités articulaires (ib. g. n.)

§. 1000.

Le cartilage demi-lunaire interne est retenu par deux ligamens. L'extrémité antérieure est attachée au bord antérieur du tibia par un ligament, (ib. h.), et par le ligament postérieur, l'extrémité postérieure du cartilage est attachée à la fossette du tibia derrière le tubercule du milieu, à côté du ligament croisé postérieur, (ib. i.)

§. 1001

Il y a enfin un *ligament transversal*, situé entre les deux cartilages demi-lunaires, au bord antérieur du tibia; et dont une production se porte au ligament muqueux, (ib. k. l.)

XII. Les Ligamens croisés.

§. 1002.

SYNONYMES. Ligamentum mediæ regionis et ligamentum posterius, VESAL. de C. H. F. L. II. c. 61. p. 299. *Les ligamens croisés*, WINSLOW, Tr. des os fr. §. 147. 165. *Ligamenta interna decussantia*, WALTHER, de genu artic. p. 16. Tab. I. W. X. *Ligamenta cruciata*, WEITBRECHT, Synd. p. 150. Tab. XXI. fig. 61—63. LODER, Tab. XXIV. fig. 5. n. 16. 17.

§. 1003.

ATTACHES. Ce sont deux bandes cylindriques, tendineuses et fortes, qui se portent de l'intervale des deux cavités articulaires du tibia, à la fosse, qui est entre les deux condyles du femur. Sans se toucher, leur direction se croise, lorsque la cuisse et la jambe se trouvent dans leur direction naturelle, mais ils sont parallèles l'un de l'autre, quand la cuisse est tournée en dedans, pendant que la jambe conserve sa situation naturelle.

§. 1004.

Le *ligament croisé antérieur* commence à la surface interne du condyle externe de la cuisse, et gagne delà la fossette du tibia entre les cavités articulaires devant le tubercule mitoyen.

Le *ligament croisé postérieur* commence à la

surface externe du condyle interne de la cuisse,
et se porte à la fossette du tibia, située derrière
le tubercule entre les cavités articulaires.

§. 1005.

USAGES. Les ligamens croisés procurent plusieurs avantages. Ils attachent la jambe fortement
à la cuisse.

Ils facilitent la rotation de la jambe sur la cuissse.
Pendant qu'on est assis, la cuisse est horizontale,
la jambe perpendiculaire, et le pied posé sur la
terre. Si ensuite on tourne le pied, la jambe suit,
et la cuisse est immobile. Alors les ligamens croisés, en permettant à la jambe de tourner, empêchent qu'il y n'y ait luxation entre les différentes parties de l'articulation. Cette rotation de
la jambe dans le genou, n'a pas lieu quand on
est debout, parce qu'alors elle se fait dans l'aceta-
bulum.

Enfin les ligamens croisés empêchent la trop
grande extension et fléxion de la jambe. Pendant l'extension, le ligament antérieure est tendu,
cette extension peut donc se faire tant que la longueur du ligament le permet; il en est de même
pour la fléxion de la jambe, à l'égard du ligament postérieur.

SECTION III.

LIGAMENS DE LA JAMBE.

§. 1006.

Il n'y a point de mouvement entre les deux os qui composent la jambe, mais le fibula est attaché au tibia par des ligamens courts et forts, qui sont :

1. à l'extrémité supérieure de la jambe,
   I. Les Ligamens de la tête du Péroné. §. 1007.
2. à la diaphyse des deux os,
   II. Le Ligament interosseux. §. 1009.
3. à l'extrémité inférieure de la jambe,
   III. Les Ligamens antérieurs. §. 1011.
      1) Le supérieur.
      2) L'inférieur.
   IV. Les Ligamens postérieurs. §. 1013.
      1) Le supérieur.
      2) L'inférieur.

I. Ligamens de la Tête du Péroné.

§. 1007.

SYNONYMES. *Ligamen fibulam tibiæ, juxta genu articulum, eolligans,* VESAL, de C. H. F. L. II. c. 61. p. 299. *Deux ligamens antérieurs, et deux postérieurs de l'extrémité supérieure du péroné,* WINSLOW, Tr. des os fr. §. 178. *Ligamenta capituli fibulæ,* WEITBRECHT, Synd. p. 155. Tab. XXI. fig. 61. 62. LODER, Tab. XXIV. fig. 5. 6.

§. 1008.

ATTACHES. Séparez le tendon du biceps de la cuisse, et les muscles extenseur commun des orteils et long péronier, qui couvroient la tête du péroné.

Cette tête se trouve alors entourée d'une quantité de fibres ligamenteuses, qui passent du fibula au tibia, et qui forment la principale connexion.

Elles recouvrent un ligament capsulaire très-mince et serré, qu'on apperçoit en disséquant les fibres. Cette capsule de même que les fibres qui lui sont extérieures, ne permettent point de mouvement entre le péroné et le tibia.

En coupant ces parties, on observe les facettes articulaires des deux os, plattes, et couvertes chacune par un cartilage lisse.

II. LE LIGAMENT INTEROSSEUX.

§. 1009.

SYNONYMES. *Ligamentum membraneum*, VE-SAL. de C. H. F. L. II. c. 61. p. 299. *Le ligament interosseux*, WINSLOW, Tr. des os fr. §. 182. sq. *Septum longitudinale interosseum*, WEITBRECHT, Synd. p. 155. LODER, Tab. XXIV. fig. 3. 8.

§. 1010.

ATTACHES. Cette membrane ressemble à celle qui a été décrite à l'avant-bras.

Elle s'attache à l'angle externe du tibia, et à la

crête interne du péroné. On n'y observe pas distinctement deux plans. Mais elle a plusieurs trous pour le passage des rameaux artériels, et un vuide à sa partie supérieure, par lequel les vaisseaux et nerfs passent de la surface postérieure à l'antérieure.

Elle sert à donner l'attache aux muscles.

III. LES LIGAMENS ANTÉRIEURS.

§. 1011.

SYNONYMES. Ligamentum, quod inferius tibiæ ossi fibulam colligat, VESAL. de C. H. F. L. II. c. 61. p. 300. *Les ligamens de l'extrémité inférieure, deux en devant, et deux en arrière*, WINSLOW, Tr. des os fr. §. 179. *Ligamenta tibiæ et fiibulæ, duo priora et duo posteriora*, WALTHER, de art. et lig. pedis, p. 37. Tab. III. IV. *Ligamenta extremitatum inferiorum superiora et inferiora*, WEITBRECHT, Synd. p. 157. Tab. XXII. fig. 64 —66. LODER, Tab. XXIV. fig. 5. 6. 8.

§. 1012.

Le *ligament antérieur et supérieur* se trouve à la surface antérieure de l'extrémité inférieure de la jambe, à l'endroit où le tibia et le péroné se touchent; ses fibres supérieures sont plus courtes que les inférieures, ce qui fait que le ligament ressemble à un triangle tronqué.

Le *ligament antérieur et inférieur* est un cordon

rond,

rond, qui passe de la malléole interne par le bord antérieur et inférieur du tibia, à la malléole externe.

IV. LES LIGAMENS POSTÉRIEURS.

§. 1013.

Le *ligament postérieur et supérieur* est large et assez semblable à l'antérieur supérieur; cependant il ressemble plutôt à un rhombe, qu'à un triangle tronqué.

Le *ligament postérieur inférieur*, est semblable à l'antérieur inférieur, par sa structure grêle, et sa situation au bord inférieur; mais il s'y trouve à la partie postérieure, où il passe de la malléole externe à l'interne.

VINGT ET UNIÈME LEÇON.

SECTION I.

MUSCLES DE LA PLANTE DU PIED.

§. 1014.

APRÈS avoir coupé ce qui reste de l'aponeurose plantaire et des muscles fléchisseurs des orteils, on parvient aux muscles de la plante, qui appartiennent

1. au grand orteil,
    I. L'Abducteur du grand orteil. §. 1015,
    II. Le petit Fléchisseur du grand orteil. §. 1017.
    III. L'Adducteur du grand orteil. §. 1019.
    IV. Le Transverse de la plante. §. 1021.
2. au petit orteil,
    V. L'Abducteur du petit orteil. §. 1024.
    VI. Le petit Fléchisseur du petit orteil. §. 1026.
3. au métatarse,
    VII. Les Interosseux. §. 1029.

I. L'ABDUCTEUR DU GRAND ORTEIL.

§. 1015.

SYNONYMES. *Decimus octavus pedis digitos movientium*, VÉSAL. de C. H. F. L. II. c. 60.

p. 298. Tab. I. III. *Abductor pollicis pedis*, EUSTA-
CHIUS, Tab. XXVIII. 8. XXX. *Pollicem adducens*, CASSERIUS, L. IV. Tab. 42. fig. 2. E. F.
SPIEGEL, de C. H. F. L. IV. c. 28. p. 132. *Abduc-
tor pollicis*, RIOLAN, Anthrop. L. V. c. 44. COW-
PER, T. 83. K; Myot. 1724. c. 35. Tab. 64. 65.
Une portion du *Thenar*, WINSLOW, Tr. des
muscles, §. 511. GAUTIER, Ess. d'anat. Tab. XIX.
182. *Abductor pollicis pedis*, ALBINI H. M. L. III.
c. 220. *ej.* Tab. M. X. fig. 19. 20. XXV. fig. 12.
13. COURCELLES, M. plantæ pedis, c. 6. icon. 3.
Adducens pollicem, JADELOT, Tab. XIV. fig. III. 1.
Der Abzieher der grossen Zehe, BAHRDT, Tab.
XXIX. fig. 6. 7. Synt. Tab. V. LODER, Tab.
XXXI. fig. 18. n. 4. 5. XLVI. fig. 12.

§. 1016.

ATTACHES. Ce muscle occupe le bord interne
de la plante du pied; il y est composé de deux
corps charnus.

Le corps postérieur commence au côté interne
de la tubérosité du calcaneum, à côté du petit
fléchisseur des orteils, et de la portion interne
de l'aponeurose plantaire. Il forme un muscle épais
qui s'avance jusqu'au premier os cunéïforme, où
il se change en tendon.

A ce premier os cunéïforme, et à la base du
premier os du métatarse commence le second
corps, antérieur et court de ce muscle, qui s'a-
vance sur l'os du métatarse, s'unit à son milieu

S 2

avec le tendon du corps postérieur, et se change bientôt lui-même en tendon.

Le tendon commun s'attache à l'os sésamoïde interne et à la première phalange du grand orteil, en s'étendant sur sa capsule articulaire, et en la fortifiant.

II. LE PETIT FLÉCHISSEUR DU GRAND ORTEIL.

§. 1017.

SYNONYMES. Une portion de la masse charnue des *Musculi, primos digitorum pedis articulos flectentes*, VESAL, de C. H. F. L. II. c. 60. p. 296. *Interosseus*, CASSERIUS, L. IV. T. 43. fig. 1. D. *Flexor pollicis brevis*, COWPER, anat. Tab. 86. I. Myot. 1724. c. 35. Tab. 64. 65. 66. Une portion des muscles *Thenar et Antithenar*, WINSLOW, §. 511. 515. GAUTIER, Ess. d'anat. T. XIX. 182. *Flexor brevis pollicis pedis*, ALBINI H. M. L. III. c. 223. *ej.* Tab. M. X. fig. 21. XXV. fig. 12. 13. COURCELLES, M. plantæ pedis, c. 12. icon. 5. *Portio adducentis pollicem, sub nomine flexoris brevis nota*, JADELOT, Tab. XIV. fig. III. 5. *Der kurze Bieger der grossen Zehe*, BAHRDT, Tab. XXXII. fig. 1. 2. Synt. Tab. V. fig. 1 — 4. LODER, Tab. XXXI. fig. 18. n. 20. XLVI. fig. 12.

§. 1018.

ATTACHES. Il commence par des fibres tendineuses du long ligament de la plante du pied, du second os cunéiforme, et de la base du premier os du métatarse.

Les fibres devenues charnues, forment bientôt un muscle épais et rondelet, qui va au grand orteil, le long du premier os du métatarse. Dans son trajet il se divise en deux portions, dont l'addossement forme une gouttière dans laquelle marche le tendon du long fléchisseur du grand orteil.

Ces deux portions se convertissent enfin en tendons, dont chacun passe par-dessus le ligament capsulaire du grand orteil à la première phalange, à la base de laquelle l'un s'y fixe au côté interne, et l'autre au côté externe.

III. L'ADDUCTEUR DU GRAND ORTEIL.

§. 1019.

SYNONYMES. Une portion de la masse charnue des *Musculi, primos digitorum pedis articulos flectentes,* VÉSAL. de C. H. F. L. II. c. 60. p. 296. *Interosseus,* CASSERIUS, L. IV. Tab. 43. f. 1. C. *Alius musculus transversus,* RIOLAN. Anthrop. L. V. c. 45. *Adductor pollicis major,* BIDLOO, T. 86. fig. 1. D. *Adductor pollicis,* COWPER, anat. eod. Myot. 1724. c. 35. Tab. 64. 66. Une portion de l'*Antithenar,* WINSLOW, Tr. des muscles, §. 515. GAUTIER, Ess. d'anat. T. XIX. 183. *Adductor pollicis pedis,* ALBINI, H. M. L. III. c. 224. ej. Tab. M. X. fig. 18. 20. XXV. fig. 13. COUR-

CELLES, M. plantæ pedis, c. 11. icon. 5. *Altera portio adducentis pollicem*, JADELOT, Tab. XIV. fig. III. 11. *Der Zuzieher der grossen Zehe*, BAHRDT, Tab. XXXIII. fig. 1. Synt. Tab. V. fig. 2: 3. 4. LODER, Tab. XXXI. fig. 20. XLVI. fig. 14.

§. 1020.

ATTACHES. Il commence par des fibres tendineuses du troisième os cunéiforme, du long ligament de la plante, et de la base du troisième et quatrième os du métatarse.

Ces fibres devenues charnues, forment un muscle à-peu-près triangulaire, qui se porte au grand orteil dans une direction oblique. Quand il s'y approche, il se convertit en un tendon, qui s'attache au côté externe de la base de la première phalange du grand orteil, où il s'unit au tendon du muscle suivant.

IV. LE TRANSVERSE DE LA PLANTE.

§. 1021.

SYNONYMES. Transversalis plantæ, CASSERIUS L. IV. Tab. 43. fig. 1. I. K. L. *Exiguus musculus transversus*, RIOLAN, Anthrop. I. V. c. 45. *Adductor pollicis minor*, BIDLOO, T. 86. f. 2. E. *Transversalis pedis*, COWPER, Tab. 86. fig. 2. E. Myotom. 1724. c. 36. Tab. 64. *Le transversal des orteils*, WINSLOW, Tr. des muscles, §. 540. GAUTIER, Ess. d'anat. Tab. XX. 179. *Transversus pedis*, ALBINI, H. M. L. III. c. 225. *cj.* Tab. M. X. fig. 18 — 20. XXV. fig. 14. COURCELLES, M. plantæ pedis, c. 13. icon. 5. JADELOT, Tab. XIV. fig. III. 14.. *Der queere Muskel des Fusses*, BAHRDT, Tab. XXXIII. fig. 1. Synt. Tab. V. fig. 1. 2. 5. LODER, Tab. XXXI. fig. 20. XLVI. fig. 14.

§. 1022.

ATTACHES. Ce muscle commence par des fibres très-peu tendineuses de la tête du cinquième os du métatarse. Il forme un muscle cylindrique, situé en travers, qui passe sous les têtes des autres os du métatarse, en s'approchant de celle du premier. Quand il y est parvenu, il se change en un tendon, qui s'attache conjointement avec le tendon du précédent muscle, au côté externe de la base de la première phalange du grand orteil.

Usages des Muscles I. — IV.

§. 1023.

La situation et le nom de ces quatre muscles, indiquent suffisamment leurs usages. Le premier éloigne le grand orteil des autres ; et le fléchit en même temps.

Le second fléchit le même orteil.

Le troisième et le quatrième l'approchent des autres.

V. L'ABDUCTEUR DU PETIT ORTEIL.

§. 1024.

SYNONYMES. Decimus septimus pedis digitos moventium, VESAL. de C. H. F. L. II. c. 6o. p. 298. Tab. II. *Abductor digiti minimi pedis*, EUSTACHIUS, Tab. XXIX. 3. *Minimum pedis digitum abducens*, CASSERIUS, L. IV. Tab. 42. f. 2. G. H. SPIEGEL, de C. H. F. L. IV. c. 28. p. 133. *Abductor digiti minimi*, RIOLAN, Anthrop. L. V. c. 45. COWPER, anat. T. 83. L; Myot. 1724. c. 36. Tab. 64. b5. *Le grand Parathenar et le métatarsien*, WINSLOW, Tr. des muscles, §. 548. 547. *L'Hypothenar*, GAUTIER, Ess. d'anat. Tab. XIX. 184. *Abductor digiti minimi pedis*, ALBINI, H. M. L. III. c. 221. *ej.* Tab. M. X. fig. 18. 19. XXV. fig. 17. 18. COURCELLES, M. plantæ pedis, c. 5. icon. 3. JADELOT, Tab. XIV. fig. III. 2. *Der Abzieher der kleinsten Zehe*, BAHRDT, Tab. XXXI. fig. 1. 2. Synt. Tab. III. LODER, Tab. XXXI. fig. 18. n. 1 — 5. XLVI. fig. 17. 18.

§. 1025.

ATTACHES. Ce muscle se trouve au bord externe de la plante, comme (§. 1016.) à l'interne.

Sa longue portion commence au côté externe de la tubérosité du calcaneum, et la courte prend naissance à l'os cuboïde et au cinquième os du métatarse. Des deux portions résulte un long tendon, qui se termine au côté externe de la base de la première phalange du petit orteil.

VI. Le petit Fléchisseur du petit Orteil.

§. 1026.

SYNONYMES. Une portion de la masse charnue des *Musculi, primos digitorum pedis articulos flectentes*, VESAL. de C. H. F. L. II. c. 60. p. 296. *Flexor primi internodii minimi digiti proprius*, COWPER, Myotom. 1724. c. 36. Tab. 64. 65. *Le petit parathenar*, WINSLOW, Tr. des muscles, §. 550. *Flexor brevis digiti minimi pedis*, ALBINI, H. M. L. III. c. 226. *ej.* Tab. M. X. fig. 18 — 21. XXV. fig. 15. 16. COURCELLES, M. plantæ pedis, c. 10. icon. 4. 5. *Abductor minor digiti minimi*, JADELOT, Tab. XIV. fig. IV. 3. *Der kurze Bieger der kleinsten Zehe*, BAHRDT, Tab. XXXIII. fig. 2. 3. Synt. Tab. V. fig. 1 — 4. LODER, Tab. XXXI. fig. 18. n. 11. XLVI. fig. 15.

§. 1027.

ATTACHES. Ce muscle commence à l'os cuboïde, et à la base du cinquième os du métatarse, il continue à la surface inférieure de cet os, et se termine par un tendon au côté interne de la base de la première phalange du petit orteil.

Usages des Muscles V. VI.

§. 1028.

Le premier de ces deux muscles éloigne le petit orteil des autres, et le fléchit en même temps. Et le second le fléchit seulement.

VII. LES INTEROSSEUX.

§. 1029.

SYNONYMES. Une portion de la masse charnue des *Musculi, primos digitorum pedis articulos flectentes*, VÉSAL. de C. H. F. L. II. c. 60. p. 296. *Interossei*, CASSERIUS, L. IV. Tab. 39. fig. 3. I. Tab. 43. f. 1. F. G. H.; f. 2. C.; f. 3. F. G. SPIEGEL, de C. H. F. L. IV. c. 28. p. 132. *Interossei* RIOLAN, Anthrop. L. V. c. 44. BIDLOO, T. 86. fig. 2. 3. A. COWPER, anat. T. 82. N. 86. A. Myot. 1724. c. 36. Tab. 64. 66. *Les interosseux du pied,* WINSLOW, Tr. des muscl. §. 543. GAUTIER, Ess. d'anat. Tab. XX. 178. *Interossei interni pedis,* ALBINI, H. M. L. III. c. 227. *primus digiti tertii, primus quarti, et primus quinti;* ej. Tab. M. X. fig. 21. XXV. fig. 4. *Interossei externi pedis,* ALBINI, H. M. L. III. c. 228. *primus secundi digiti, secundus ejusdem, secundus tertii, et secundus quarti,* EJ. Tab. M. X. fig. 21. XXV. fig. 2. 3. *Interossei pedis,* COURCELLES, M. plantæ pedis, c. 14. icon. 6. *Abductores et adductores digitorum,* JADELOT, Tab. XIV. fig. V. 12 — 16. *Die äussern und innern Zwischen - Knochen - Muskeln ,* BAHRDT, Tab. XXXIII. fig. 4. 5. et 6. Synt. Tab. V. fig. 1 — 4. LODER, Tab. XXXI. fig. 20. 21. XLVI. fig. 3. 4. 5.

§. 1030.

ATTACHES. Pour bien voir ces muscles, il

faut séparer l'adducteur du grand orteil (III.) et le transverse (IV).

Chaque orteil reçoit deux interosseux; mais le premier n'en a point, et le cinquième n'en reçoit qu'un, parce qu'ils ont d'autres muscles qui les remplacent; ce qui fait qu'il y a sept *interosseux*, dont quatre *externes* et trois *internes*; ceux-là s'étendent du dos du pied à la plante, et sont pour cette raison composés de deux portions : les internes sont plus petits et ne se trouvent qu'à la plante du pied.

§. 1031.

Le *premier interosseux externe* commence au dos, de la base du premier et du second, et à la plante il commence du second os du métatarse; il se porte en avant le long de ce dernier os, et s'attache par un tendon grêle au côté interne de la base de la première phalange du second orteil.

§. 1032.

Le *second interosseux externe* commence au dos de la base du second et troisième, et à la plante du second os du métatarse; il continue au côté externe du second os, et se termine par un tendon grêle au côté externe de la base de la première phalange du second orteil.

§. 1033.

Le *troisième interosseux externe* prend son origine au dos de la base du troisième et quatrième, et à la plante du troisième os du métatarse, le long duquel il va en avant, et se termine par un tendon grêle au côté externe de la base de la première phalange du troisième orteil.

§. 1034.

Le *quatrième interosseux externe* commence au dos de la base du quatrième et cinquième, et à la plante du quatrième os du métatarse; il continue le long de cet os, et se termine par un tendon grêle au côté externe de la base de la première phalange du quatrième orteil.

§. 1035.

Le *premier interosseux interne* commence à la surface interne du troisième os du métatarse, et se termine par son tendon grêle au côté interne de la base de la première phalange du troisième orteil.

§. 1036.

Le *second interosseux interne* commence le long de la face interne du quatrième os du métatarse, et se termine par son tendon grêle au côté interne de la base de la première phalange du quatrième orteil.

§. 1037.

Le *troisième interosseux interne* commence à la surface interne du cinquième os du métatarse, et se termine par son tendon grêle au côté interne

de la base de la première phalange du cinquième
orteil.

§. 1038.

USAGES. Par les muscles interosseux, les os
du métatarse et les orteils sont rapprochés l'un
de l'autre; ce qui rend le pied plus étroit et son
dos plus convexe.

SECTION II.
LIGAMENS DU PIED.

§. 1039.

Les ligamens qui se trouvent aux différentes
parties du pied sont:

1. Entre la jambe et le pied.
  1) Ligamens propres
    (1) du Péroné.
      I. Le ligament antérieur. §. 1040.
      II. Le ligament moyen. §. 1042.
      III. Le ligament postérieur. §. 1044.
    (2) du Tibia.
      IV. Le ligament Deltoide. §. 1046.
  2) Ligamens communs.
      V. Le ligament capsulaire. §. 1048.
1. Au Tarse.
  1) Ligamens de l'astragale,
    (1) avec le calcaneum, ou lig. astragalo-cal-
        canéïdes.
      VI. Le ligament capsulaire. §. 1051.

VII. Les ligamens de la cavité sinueuse. §. 1053.

(2) avec l'os scaphoïde, ou lig. astragalo-scaphoïdes.

VIII. Le ligament capsulaire. §. 1054.

2) Ligamens du calcaneum,

(1) avec la scaphoïde, ou ligamens calcaneo-scaphoïdes.

IX. Ligamens dorsaux. §. 1055.

X. La poulie cartilagineuse. §. 1056.

XI. Ligamens plantaires. §. 1057.

(2) avec le cuboïde, ou ligamens calcaneo-cuboïdes.

XII. Les lig. C. C. dorsaux. §. 1858.

XIII. Les ligamens C. C. plantaires. §. 1059.

Le long ligament de la plante.

Le ligament oblique.

Le ligament rhomboïde.

3) Ligamens du scaphoïde,

(1) avec le cuboïde.

XIV. Les ligam. scapho-cuboïdes. §. 1061.

(2) avec les trois cunéiformes.

XV. Les ligamens scapho-cunéiformes. §. 1062.

4) Ligamens du cuboïde, avec le troisième cunéiforme.

XVI. Les ligamens cubo-cunéiformes. §. 1064.

5) Ligamens des cunéiformes entre eux.

 XVII. Les ligamens cunéi-cunéiformes.
 §. 1066.

3. Entre le tarse et le métatarse.

 XVIII. Les ligamens du premier os du
  métatarse. §. 1067.

 XIX. Les ligamens du second os du métatarse. §. 1968.

 XX. Les ligamens du troisième os du
  métatarse. §. 1069.

 XXI. Les ligamens du quatrième os du
  métatarse, §. 1070.

 XXII. Les ligamens du cinquième os du
  métatarse. §. 1071.

4. Au métatarse.

 XXIII. Les ligamens du métatarse. §. 1972.

5. Aux orteils.

 XXIV. Les ligamens des orteils. §. 1073.

 XXV. Les ligamens des os sesamoïdes.
 §. 1074.

I. LE LIGAMENT ANTÉRIEUR DU PÉRONÉ.

§. 1040.

SYNONYMES. Celui-ci, le II et le III sont :
Ligamentum exterius, fibulam, talo nectens. VESAL.
de C. H. F. L. II. c. 61. p. 300; *trois* ligamens de
la malléole externe, WINSLOW, Tr. des os fr.
§. 185, 207; *Duo ligamenta a malleolo externo in*

calcem demissa, WALTHER, de art. et lig. pedis, p. 38 ; *Ligamentum fibulæ anterius*, WEITBRECHT, Synd. p. 160, Tab. XXII. fig. 64. LODER, Tab. XXV. fig. 1. n. 20.

§. 1041.

ATTACHES. C'est un ligament large, qui se porte obliquement du bord antérieur de la malléole externe au bord antérieur de la facette articulaire de l'astragale, à laquelle s'applique la malléole externe.

II. LE LIG. MOYEN DU PÉRONÉ.

§. 1042.

SYNONYMES. VÉSALE, WINSLOW, WALTHER, v. §. 1043 ; *Ligamentum fibulæ medium, perpendiculare*, WEITBRECHT, Synd. p. 159, Tab. XXII, fig. 64 ; LODER, Tab. XXV, fig. 1, n. 19.

§. 1043.

ATTACHES. Il commence à l'extrémité inférieure de la malléole externe, et descend perpendiculairement à la surface externe du calcaneum, où il se termine.

III. LE LIG. POSTÉRIEUR DU PÉRONÉ.

§. 1044.

SYNONYMES. VÉSALE, WINSLOW, WALTHER, v. §. 1043 ; *Ligamentum fibulæ posterius.* WEITBRECHT, Synd. p. 161, Tab. XXII, fig. 65.

§. 1045.

§. 1045.

ATTACHES. Ce ligament est couvert en partie par la capsule qui unit l'astragale au calcaneum; il faut donc inciser ce ligament capsulaire, pour parvenir au ligament postérieur du Péroné. Celui-ci commence d'une fossette qui se trouve à la surface interne de la malléole externe; il va de là presqu'horizontalement dans la gouttière, qui est en travers à la surface postérieure de l'astragale.

La fin de ce ligament est unie à une bandelette, qui borde la surface postérieure de l'astragale. WEITBRECHT (fig. 65, e).

D'autres fibres se portent de la malléole externe sur le ligament capsulaire, vers la malléole interne.

IV. LE LIG. DELTOIDE.

§. 1046.

SYNONYMES. Ligamentum malleolum internum talo colligans. VESAL. de C. H. F. L. II. c. 61, p. 300; *Les trois ligamens de la malléole interne,* WINSLOW, Tr. des os fr. §. 185, 206; *Tria ligamenta á malleolo interno deducta.* WALTHER, de art. et lig. pedis, p. 35; *Ligamentum Deltoides* WEITBRECHT, Synd. p. 162, Tab. XXII, fig. 67; LODER, Tab. XXV, fig. 2, n. 11.

§. 1047.

ATTACHES. Il est pour la malléole interne, ce que les trois ligamens précédens sont pour la malléole externe.

T

Il commence de la péripherie de la malléole interne, descend en éventail au bord interne du pied, où il se termine à l'os scaphoïde, à la poulie cartilagineuse, à l'astragale et au calcaneum. Sa partie postérieure est plus épaisse que l'antérieure.

V. LE LIG. CAPSULAIRE DU PIED.

§. 1048.

SYNONYMES. Ligamentum, quod universum articulum tibiæ cum talo colligat, VESAL. de C. H. F. L. II, c. 61, p. 300; *Le ligament capsulaire,* WINSLOW. Tr. des os fr. §. 208; *Orbiculare ligamentum,* WALTHER, de art. et lig. pedis, p. 35; *Membrana juncturæ capsularis,* WEITBRECHT. Synd. p. 163, Tab. XXII, fig. 64, 65.

§. 1049.

ATTACHES. Les ligamens (I — IV.) sont couchés sur le ligament capsulaire, et sont intimement liés à lui.

Celui ci est composé d'une membrane mince et très-adipeuse, attachée en haut au bord inférieur du tibia et du péroné, et en bas autour de la tête de l'astragale. La partie antérieure et la postérieure de cette capsule est molle et relâchée, afin que le mouvement de la jambe sur le pied de devant en arrière soit parfaitement libre. Mais les côtés de la capsule sont couverts par les

ligamens (I—IV.) et serrés, parce qu'il ne doit
pas y avoir un mouvement latéral.

En disséquant la capsule, on y trouve beaucoup de synovie, et l'appareil qui la sépare.

Les surfaces articulaires, l'inférieure du tibia,
les internes des deux malléoles, la tête et les
côtés de l'astragale, que touchent les deux malléoles, sont chacune recouvertes par un cartilage
parfaitement lisse.

VI. LE LIG. CAPSULAIRE DE L'ASTRAGALE ET DU CALCANEUM.

§. 1050.

SYNONYMES. *Ligamentum membraneum*, VE-
SAL. de C. H. F. L. II, c. 61, p. 300; Plusieurs
ligamens, WINSLOW, tr. des os fr. §. 211 - 3,
219; et WALTHER, de art. et lig. pedis, p. 41;
Membrana capsularis, WEITBRECT, Synd. p. 165,
Tab. XXII, fig. 65.

§. 1051.

Les bords de l'astragale et du calcaneum qui
se touchent, sont entourés par un ligament capsulaire très-mince et presque tout-à-fait adipeux,
par devant et par derrière; mais au côté interne
il y a de fortes fibres tendineuses, qui passent
de l'astragale à l'apophyse interne du calcaneum.
Ces fibres forment le *ligament latéral et droit* de
WINSLOW (Tr. des os fr. §. 212.) Pour bien

apercevoir cette partie du ligament capsulaire, il faut séparer la gaine aponeurotique des tendons du jambier postérieur et du long fléchisseur des orteils dont elle est couverte. Ces fibres paroissent même appartenir davantage à cette gaine, qu'à servir à la réunion des deux os.

VII. LES LIG. DE LA CAVITÉ SINUEUSE.

§. 1052.

SYNONYMES. *Ligamentum cartilagineum* (tertium) *quod ab inferiori tali sede, calci innascitur*, VESAL, de C. H. F. L. II, c. 61, p. 300; *Ligamens de l'enfoncement*, WINSLOW, Tr. des os fr. §. 214; *Ligamenta cartilaginosa e profundo sinu*, WALTHER, de art. et lig. pedis, p. 42; *Apparatus ligamentosus cavitatis sinuosæ*, WEITBRECHT, Synd. p. 166, Tab. XXII, fig. 64; LODER, Tab. XXV, fig. 1, n. 21.

§. 1853.

La cavité irrégulière située au côté externe du dos du pied entre l'astragale et le calcaneum est remplie par des fibres ligamenteuses qui passent d'un os à l'autre. Il y a parmi elles quelques cordons remarquables, tels que le *ligament perpendiculaire* (WEITBRECHT, p. 167, Tab. XXII, f. 64, g.), qui descend perpendiculairement de l'extrémité de la gouttière de l'astragale, dans la fosse qui est derrière la grande apophyse du calcaneum; le *ligament oblique* (Ib. h), posé de derrière en devant entre les mêmes parties; deux *ligamens latéraux* (ib. i, i), parallèles l'un à l'autre, qui se trouvent à l'extrémité antérieure de la même cavité.

VIII. LES LIGAMENS ASTRAGALO-SCAPHOÏDES.

§. 1054.

L'énarthrose qui se trouve entre l'astragale et le scaphoïde, et qui permet un peu de mouvement entre ces deux os, est assurée par deux ligamens larges, et par un ligament capsulaire. Le *ligament supérieur* (*Quartum ligamentum, tali caput ossi naviformi committit*, VESAL, de C. H. F. L. II, c. 61, p. 300; *Lig supremum*, WALTHER, de art. et lig. pedis, p. 43; WINSLOW, tr. des os fr. §. 215; *Ligamentum latum supernum*, WEITBRECHT, Synd. p. 168, Tab. XXII, fig. 64; LODER, Tab. XXV, f. 1, n. 22.) est large; il va de la surface supérieure du col de l'astragale, obliquement en dedans à la surface supérieure du scaphoïde.

Au côté interne il y a un ou plusieurs *ligamens latéraux* (*Ligamenta lateris interni*, WEITBRECHT, Synd. p. 168, Tab. XXII, fig. 67.), dont une partie a été couverte par le ligament deltoïde (§. 1047).

Sous ces ligamens se trouve le *ligament capsulaire* (*Membrana capsularis*, WEITBRECHT, Synd. p. 167.), qui entoure les bords de l'astragale et du scaphoïde; il est très-mince, principalement aux endroits auxquels se trouvent les ligamens larges, de sorte qu'il y paroît tout-à-fait manquer.

En disséquant le ligament capsulaire; on trouve que la surface convexe de l'astragale et la surface concave du scaphoïde sont chacune recouvertes par un cartilage lisse.

IX. Les Lig. calcaneo-scaphoïdes dorsaux.

§. 1055.

Au dos du pied il y a deux ligamens entre l'extrémité extérieure du scaphoïde et le calcaneum. Le *ligament superficiel* est large, et passe de l'extrémité externe du scaphoïde à la partie antérieure du calcaneum (*Ligamentum superficiarium*, WEITBRECHT, Synd. p. 169.). Après avoir enlevé ce dernier, on trouve le *ligament profond*, LODER, Tab. XXV, fig. 1, n. 23, qui est épais et grêle, et qui monte obliquement du calcaneum à l'os scaphoïde (*Ligamentum profundum*, WEIT-BRECHT, Synd. p. 169, Tab. XXII, fig. 64.).

X. La poulie cartilagineuse.

§. 1056.

L'espace vide qui se trouve au bord interne du pied, entre l'apophyse interne du calcaneum et la tubérosité du scaphoïde, est occupé par une membrane forte, dont le milieu forme une pe-tite plaque cartilagineuse; cette plaque est appelée

la *Poulie cartilagineuse*. (*Cartilago*, FALLOP. Obs.
an. p. 725 ; *Languette cartilagineuse*, WINSLOW,
Tr. des os fr. §. 221 ; *Ligamentum cartilagineum*,
s. *Zona*, WALTHER, de art. et lig pedis, p. 40,
Tab. II, N ; *Trochlea cartilaginea*, WEITBRECHT,
Synd. p. 140 ; Tab. XXII, fig. 67 ; XXIII, 68 ;
LODER, Tab. XXV, fig 2, n 13). Sur elle glisse
le tendon du muscle jambier postérieur (§. 976),
qui se rend à la tubérosité du scaphoïde. Son
bord supérieur est uni au ligament latéral de
l'astragale avec le calcaneum (§. 1051); et il est
couvert comme ce ligament de la gaine aponeurotique du tendon du jambier postérieur. Inférieurement la membrane de la poulie est continuée
dans la plante du pied.

XI. LES LIG. CALCANEO-SCAPHOIDES PLANTAIRES.

§. 1057.

Deux ligamens réunissent ces os à la plante
du pied ; ils sont attachés à l'échancrure qui se
trouve entre les deux apophyses du calcaneum,
et passent de là à la surface inférieure du scaphoïde.
L'un est mince et se trouve près de la poulie
(*Ligamentum planum*, WEITBRECHT, Synd. Tab.
XXIII, 68, b., p. 170).

L'autre, plus épais, est situé à l'extérieur du
précédent, et plus en devant vers le milieu de
la plante (*Ligamentum teres*, WEITBRECHT, Synd.
p. 171, Tab. XXIII, 68 ; c).

XII. LES LIG. CALCANEO-CUBOIDES DORSAUX.

§. 1058.

Entre le bord antérieur de la grosse apophyse du calcaneum, et celui de la surface postérieure du cuboïde, se trouve un *ligament capsulaire*, mince, graisseux et serré.

Cette capsule est revêtue de quelques autres ligamens, par lesquels la situation respective des deux os est mieux assurée.

Sur le dos du pied il y a deux *ligamens superficiels*, un *externe* dont les fibres sont plus longues (*Ligamentum superficiarium externum*, WEITBRECHT, Synd. p. 171).

Et un *interne* plus court (*Lig. superf. internum*, Ib. Tab. XXII, fig. 64, m).

Quand on a ôté le ligament superficiel interne, on en trouve encore un *profond* (*Lig. profundum*, Ib. n).

Il y a enfin au bord externe du pied un petit *Ligament latéral externe* (*Lig. superficiarium laterale externum*, Ib. p. 172, fig. 64, o).

Quand on coupe le ligament capsulaire au dos du pied, et qu'on écarte les deux os, on trouve les deux surfaces articulaires plattes, et chacune revêtue par un cartilage lisse.

XIII. LES LIG. CALCANEO-CUBOIDES-PLANTAIRES.

§. 1059.

Il y a trois ligamens à la plante du pied, entre le calcaneum et le cuboïde.

1) *Le long ligament de la plante* est le plus fort ligament du pied. Il tapisse toute la surface inférieure du calcaneum, et passe ensuite au cuboïde, qu'il revêt également jusqu'à la ligne saillante et oblique de cet os; il s'étend enfin sur la gaine aponeurotique, qui recouvre le tendon du muscle long péronier.

SYNONYMES. Validissimum vinculum, in inferiori parte tarsi ossa obtinent, VÉSAL, de C. H. F. L. II, c. 61, p. 300; WINSLOW, tr. des os fr. §. 222; *Stratum tendinosum,* WALTHER, de art, et lig. pedis, p. 48, Tab. II; *Ligamentum longum plantæ,* WEITBRECHT, Synd. p. 172, Tab. XXIII, fig. 68, 69, d; LODER, Tab. XXV, fig. 4, n. 20.

2) *Le ligament oblique de la plante* qui se trouve au côté interne du précédent, est beaucoup plus court, mais composé comme lui de fibres fortes; il commence au tubercule situé à la partie antérieure de la surface inférieure du calcaneum, et va obliquement en dedans à la surface inférieure du cuboïde.

SYNONYMES. Lig. latum calcis, WALTHER, de art. et lig. pedis, p. 48, Tab. II; *Ligamentum obliquum plantæ*, WEITBRECHT, Synd. p. 173, Tab. XXIII, fig. 68 e; LODER, Tab. XXV, fig. 4, n. 21.

3) Il faut ôter les deux ligamens qu'on vient de décrire, pour *trouver le troisième, qui est le rhomboïdal. (Lig. rhomboïdes*, WEITBRECHT, Synd. p. 173). Il commence d'une fossette située entre le tubercule de la surface inférieure de l'apophyse interne du calcaneum, et s'en va de là obliquement au bord postérieur du cuboïde.

Par ces ligamens, le plus grand os du tasse, le calcaneum, est lié parfaitement; ils servent d'ailleurs d'attache aux muscles de la plante du pied.

§. 1060.

On peut actuellement poursuivre le tendon du muscle long péronier (§. 933), qui côtoyoit le bord externe du pied. Quand il est parvenu à l'os cuboïde, il entre dans la gouttière oblique qui se trouve à la surface inférieure de cet os, et y est enfermé dans une gaine aponeurotique, formée en partie par le long ligament de la plante. Après que le tendon est sorti de la gaine, il se dilate et se termine au premier os cunéiforme, et au premier et second os du métatarse; très-souvent il s'attache aussi au troisième et quatrième os du métatarse. LODER, Tab. XLV, fig. 5.

XIV. Les Ligamens scapho - cuboides.

§. 1061.

Les os scaphoïde et cuboïde ne se touchent pas; mais il y a un petit intervalle entre eux, qui est rempli par quelques ligamens.

1) Au dos du pied, un *ligament superficiel* et large, passe d'un os dans l'autre (WEITBRECHT, Tab. XXII, f. 64, p).

2) L'intervalle des deux os est rempli par une suite de fibres ligamenteuses, semblable à celle qui occupe la cavité sinueuse entre l'astragale et le calcaneum, mais posée horizontalement. WEIT-BRECHT l'appelle le *ligament interosseux* (f. 64, p. 9).

3) Dans la plante du pied, il y a un *ligament transversal* (IB. fig. 69, g.), grêle et épais, qui passe du milieu du bord interne du cuboïde au milieu de la surface inférieure du scaphoïde. Ce ligament n'est pas assez tendu pour donner de la stabilité aux os; mais il sert d'attache au muscle petit fléchisseur des orteils (§. 964).

XV. Les Ligamens scapho - cunéiformes.

§. 1062.

L'articulation de l'os scaphoïde avec les trois os cunéiformes, est assez simple au dos du pied, mais très-composée à la plante.

Un *ligament superficiel* provient de toute la surface dorsale du scaphoïde, et passe à la surface dorsale des trois os cunéiformes, où il se divise en trois ligamens (WEITBRECHT, Synd. p. 175, Tab. XXII, fig. 64, r, s; 67, k).

Un autre *ligament*, appelé *latéral*, se trouve au bord interne du pied, entre le scaphoïde et le premier cunéiforme.

Ces ligamens recouvrent un *ligament capsulaire* très-subtil, qui renferme proprement l'articulation.

Quand on le dissèque, on trouve la surface antérieure du scaphoïde, qui est recouverte par un cartilage lisse, et distinguée en trois facettes qui s'addossent aux surfaces postérieures des trois os cunéiformes, dont chacune est également revêtue de son cartilage.

§. 1063.

Les ligamens scapho-cunéiformes, qui sont à la plante du pied, proviennent en partie de la fin du tendon du muscle jambier postérieur (§. 976). Après que ce tendon a passé la poulie, (§. 1056), il entre dans une gaine aponeurotique, qui s'étend du scaphoïde au premier et troisième os cunéiforme. Le tendon lui-même s'attache enfin à sa gaine, et se termine au scaphoïde, au premier et au troisième os cunéiformes (WEIT-BRECHT, p. 176, Tab. XXIII, fig. 69, h).

§. 1064.

On distingue de plus *quatre ligamens plantaires*, qui font plus ou moins partie de ladite gaine.

1) Le premier est une bande qui se trouve entre l'extrémité interne du scaphoïde et le premier os cunéiforme; elle fait partie de la gaine aponeurotique (WEITBRECHT, Synd. p. 178, Tab. XXIII, fig. 68, 69, 1).

2) Le second est placé entre les mêmes os; mais, comme il est couvert par le précédent ligament, il ne paroît qu'après que ce dernier est enlevé (IB. m).

3) Le troisième est formé par des fibres peu serrées, qui se trouvent entre le scaphoïde et le second os cunéiforme (IB. n).

4) Le quatrième est cette partie de la gaine et du tendon, qui passe du scaphoïde au troisième os cunéiforme (IB. fig. 69, k).

XVI. LES LIGAMENS CUBO-CUNÉIFORMES.

§. 1065.

L'os cuboïde est lié au troisième os cunéiforme au dos du pied et à la plante.

1) Le *ligament dorsal*, est un plan superficiel et mince, qui passe d'un os dans l'autre WEITBRECHT, Synd. p. 178, Tab. XXII, fig. 64, t).

2) Les *ligamens plantaires* sont au nombre de deux, dont le premier ou le postérieur est situé en long, et le second en travers; ils sont logés profondément entre les deux os.

(1) Le premier va de l'angle postérieur et interne du cuboïde à l'extrémité postérieure du troisième os cunéiforme (IB. p. 179, Tab. XXIII, fig. 68, g).

(2) Le second passe de la surface interne du cuboide à la surface externe du troisième cunéiforme (IB. h, i, k).

Par la dissection du ligament dorsal; on aperçoit les surfaces articulaires recouvertes de leur cartilage.

XVII: LES LIGAMENS CUNÉI-CUNÉIFORMES.

§. 1066.

Les trois os cunéiformes sont contigus l'un à l'autre, et ne laissent que peu de place aux ligamens.

1) Au dos un *ligament superficiel*, passe du premier au second, et du second au troisième os cunéiforme (WEITBRECHT, Synd. p. 179, Tab. XXII, fig. 64, u, w). Chacun couvre un *ligament capsulaire* subtil.

2) A la plante il y a entre deux os un ligament profond (WEITBRECHT, Synd. p. 180, Tab. XXIII, fig. 71, d, a).

En écartant les os, après avoir disséqué le ligament superficiel, on aperçoit les cartilages qui tapissent les facettes articulaires.

XVIII. LES LIGAMENS DU I.er OS DU MÉTATARSE.

§. 1067.

Le premier os du métatarse est articulé avec le grand os cunéiforme, auquel il tient par un ligament capsulaire, revêtu d'un ligament dorsal et d'un ligament plantaire.

Le *ligament dorsal* est une expansion ligamenteuse et large, qui va au dos du pied, du cunéiforme au métatarse; il est recouvert en partie par le tendon du muscle jambier antérieur (WEITBRECHT, Synd. p. 181, Tab. XXII, fig. 67, n).

Le *ligament plantaire* se trouve à la plante, et va en s'étendant du cunéiforme au métatarse (IB. fig. 69, p).

Le *ligament capsulaire* s'étend du bord de la face antérieure du grand cunéiforme, au bord de la face postérieure du premier os du métatarse.

Quand on écarte les deux os, après avoir coupé les ligamens dorsal et capsulaire, on trouve les surfaces articulaires planiformes, recouvertes chacune par un cartilage lisse.

XIX. LES LIGAMENS DU II.e OS DU MÉTATARSE.

§. 1068.

Le second os du métatarse tient au second cunéiforme par un ligament capsulaire, soutenu par plusieurs ligamens dorsaux et plantaires.

Il y a trois *ligamens dorsaux*, dont le premier vient du premier os cunéiforme, le second, du second, et le troisième, du troisième; ils se portent au second os du métatarse (WEITBRECHT, Synd. p. 182, Tab. XXII, fig. 64, x, y, z).

Il y a aussi trois *ligamens plantaires*, 1) du grand os cunéiforme, au second du métatarse (Tab. XXIII, fig. 68, 69, q).

2) Le *latéral externe*, situé profondément entre le second os cunéiforme et l'os pareil du métatarse, à leur surface externe.

3) Le *latéral interne* a une figure rhomboïdale; il commence à la surface externe du grand cunéiforme, et de là à la face interne du second os du métatarse (fig. 71, b).

Le ligament capsulaire, couvert par les ligamens décrits, entoure les bords des deux os.

Quand il est coupé, on aperçoit les facettes articulaires, tapissées chacune par son cartilage.

XX. LES LIGAMENS DU III.e OS DU MÉTATARSE.

§. 1069.

Le troisième os du métatarse est lié par des *ligamens*,

1. *dorsaux*,

    1) avec le troisième cunéiforme, par un *ligament droit* (WEITBRECHT, Synd. p. 183, Tab. XXII, fig. 64);

    2) avec le cuboïde, par un *ligament oblique* (IB.).

2. plantaire ;

2. *plantaire*, avec le troisième cunéiforme. Ce ligament est une suite du ligament plantaire du second os du métatarse (§. 1058). (fig. 69, r).

3. *latéraux*,

1) du côté interne. Pour parvenir à ces ligamens, il faut séparer la gaine aponeurotique qui enveloppe la fin du tendon du muscle jambier postérieur (§. 1063). On trouve alors deux ligamens, qui passent du troisième os cunéiforme au troisième os du métatarse,

    (1) un droit (fig. 71, c);

    (2) un oblique (ib. e).

2) du côté externe,

    (1) un ligament courbe, qui passe du cuboïde au troisième os du métatarse (fig. 70, h);

    (2) un ligament droit, entre le troisième cunéiforme et le troisième os du métatarse (ib. i).

Tous ces ligamens entourent un *ligament capsulaire* subtil, qui renferme les surfaces articulaires, revêtues par un cartilage lisse.

XXI. LES LIGAMENS DU IV.ᵉ OS DU MÉTATARSE.

§. 1070.

Le quatrième os du métatarse est retenu par un

1. *Ligament dorsal* à l'os cuboïde (WEITBRECHT, Synd. p. 184, Tab. XXII, fig. 64, j).

2. *Ligament latéral*, qui passe de la surface externe du troisième os cunéiforme à la surface

V

interne du quatrième os du métatarse. Ce ligament est couvert par l'extrémité du tendon du muscle jambier postérieur.

XXII. LES LIGAMENS DU V.ᵉ OS DU MÉTATARSE.

§. 1071.

Il n'y a point de ligament particulier au dos du pied pour le cinquième os du métatarse.

A la plante il y a un *ligament transversal* (WEIT-BRECHT, fig. 69, u), qui passe de la face inférieure du cinquième os du métatarse à la pointe plantaire du troisième cunéiforme, et qui s'y unit avec le tendon du muscle jambier postérieur.

La principale attache du cinquième os du métatarse se fait par un *ligament capsulaire* robuste et relâché, qui enveloppe le bord antérieur du cuboïde et les bords postérieurs du quatrième et cinquième os du métatarse. En vertu de cette structure, il y a plus de mobilité au cinquième qu'aux autres os du métatarse.

Les faces articulaires du cuboïde et des deux derniers os du métatarse sont revêtues chacune de son cartilage.

XXIII. LES LIGAMENS DU MÉTATARSE.

§. 1072.

Le premier os du métatarse n'a point de communication avec les autres ; mais les quatre suivans sont attachés l'un à l'autre,

1. à leur base, par des *ligamens*,

> 1) *dorsaux*, qui sont trois plans ligamenteux, transverses, superficiels et minces, dont le premier se trouve entre le second et le troisième os du métatarse (WEITBRECHT, p. 185, fig. 64); le second, entre le troisième et le quatrième; et le troisième, entre le quatrième et le cinquième.

> 2) *latéraux*. Il y en a trois aussi, situés obliquement entre les mêmes os, et qui descendent de la face externe de l'un, vers le côté interne de la base de l'autre.

> 3) *plantaires*. Il s'y trouve,

>> (1) Le *ligament plantaire commun*, qui s'étend du second os du métatarse au quatrième (fig. 69, x)

>> (2) Trois *ligamens plantaires particuliers*, qui vont d'un os du métatarse à l'autre, ensorte que le premier ligament est entre le premier et le second os, etc. (WEITBRECHT, p. 186, fig. 68, x; 68. 69, y; 68, 69, z).

2. à leur tête, les quatres os du métatarse sont unis par de petits *ligamens transversaux*, et dont le premier est entre le second et le troisième os, etc. Ces ligamens sont couverts par les gaines aponeurotiques des tendons des muscles fléchisseurs des orteils (§. 939).

XXIV. LES LIGAMENS DES ORTEILS.

§. 1073.

Les gaines aponeurotiques des tendons des muscles fléchisseurs des orteils recouvrent, à la plante du pied, l'articulation qui se trouve entre deux phalanges de chaque orteil. Après que ces gaines sont ôtées, l'articulation proprement dite paroît, qui est composée de

1. *Ligamens latéraux.* Il y en a un du côté externe, et un du côté interne de chaque articulation. Ces ligamens commencent dans une fossette située latéralement à la tête de l'os du métatarse, et s'épanouissent sur la base de la première phalange; il y en a de semblables entre la première et la seconde phalange, etc.

2. *Ligament capsulaire.* Les capsules qui enveloppent les articulations sont minces au dos du pied et aux deux côtés, où elles sont récouvertes par les ligamens latéraux; mais elles ont une épaisseur beaucoup plus considérable à la plante du pied. Elles renferment la tête de la phalange postérieure et la base de l'antérieur.

Quand on incise le ligament capsulaire entre la tête de l'os du métatarse et la première phalange, on voit la figure globuleuse de cette tête, et la cavité glenoïdienne de la base de la première phalange, revêtues chacune d'un cartilage lisse.

L'articulation de la première phalange avec la seconde, présente une poulie à la tête de la première phalange, et une poulie inverse à la base de la seconde; les surfaces de chacune d'elles sont garnies d'un cartilage lisse.

Il en est de même de l'articulation de la seconde phalange avec la troisième.

XXV. Les Ligamens des os sésamoïdes.

§. 1074.

L'articulation entre l'os du métatarse et la première phalange du grand orteil, est garnie de deux *os sésamoïdes*. Ces os se trouvent dans le ligament capsulaire, et en font une partie. Ils présentent inférieurement une surface convexe, à laquelle s'attachent les tendons des muscles abducteur, petit fléchisseur, et adducteur du grand orteil. Les deux os ne se touchent pas; il y a entre eux une petite membrane épaisse et presque cartilagineuse, sous laquelle s'avance le tendon du muscle grand fléchisseur du grand orteil, qui marche par conséquence entre les deux os. Antérieurement les deux os sont attachés à la première phalange, au moyen d'une membrane, plus forte aussi que le reste du ligament capsulaire.

Quand on coupe le ligament capsulaire au dos du pied, et qu'on écarte les os, on aperçoit la situation et la surface supérieure des os sésamoïdes.

Cette surface est platte et recouverte d'un cartilage poli. La tête du premier os du métatarse ne présente pas une portion sphérique du côté de la plante, mais trois enfoncemens distingués par deux lignes saillantes, le tout revêtu par un cartilage poli. Dans les deux enfoncemens latéraux les deux os sésamoïdes sont placés. Ces os, qu'on voit actuellement faire une partie du ligament capsulaire, ne lui donnent pas seulement plus de force pour soutenir le poids du corps; mais ils fournissent aussi un supplément à la surface articulaire de la base de la première phalange, trop petite pour présenter un jeu suffisant à la tête de l'os du métatarse.

TABLE.

Nota. Le chiffre romain indique le volume, l'autre la page.

A.

Aponeurose

B.

X

C.

D.

E.

F.

Y

H.

J.

Z

N.

P.

Petits

S.

V.

W.

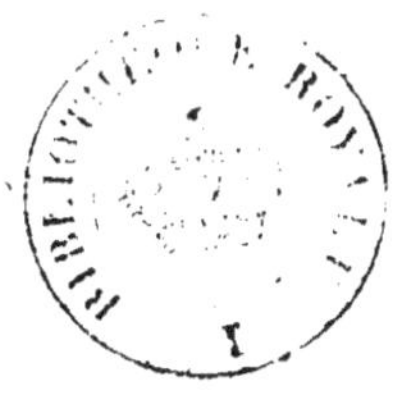

Z.

ERRATA.

T. I, p. 3, l. 4 d'en bas, pour : *Anthopographia*, lisez : *Anthropographia*.

— — p. 118, l. 7 d'en bas, pour : L'ABAISSEUR DE L'ANGLE ET DE LA BOUCHE, lisez : L'ABAISSEUR DE L'ANGLE DE LA BOUCHE.

— — p. 171, l. 5 d'en bas, pour : *Nakkenwurzelmuskel*, lisez : *Nakkenwarzenmuskel*.

— — p. 180, l. 15, pour : transversée, lisez : traversée.

— — p. 200, l. 8 d'en bas, pour : dont les, lisez : donc les.

T. II, p. 16, l. 9, pour : *posterior*, lisez : *anterior*.

— — p. 28, l. 11, pour : Caraco - braehiale, lisez : Coraco - brachiale.

— — p. 35, l. 12, pour : MORNO, lisez : MONRO.

— — p. 47, l. 4, pour : §. 591, lisez : §. 582.

— — p. 257, l. 13, pour : en, lisez : et,